AF611329

Dr A. PUIG-AMETLLER

INTERNE-LAURÉAT DES HOPITAUX DE MONTPELLIER
AIDE DE MÉDECINE OPÉRATOIRE A LA FACULTÉ

es Tumeurs malignes du Rein

Chez l'Enfant et chez l'Adulte

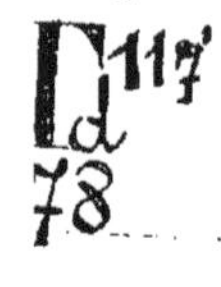

MONTPELLIER
GUSTAVE FIRMIN ET MONTANE

DES

TUMEURS MALIGNES DU REIN

CHEZ L'ENFANT ET CHEZ L'ADULTE

ÉTIOLOGIE — SYMPTOMATOLOGIE — ÉVOLUTION — ANATOMIE PATHOLOGIQUE

PATHOGÉNIE

PAR

Le Dr A. PUIG-AMETLLER

INTERNE DES HÔPITAUX DE MONTPELLIER (N° 1, concours 1897),
LAURÉAT DES HÔPITAUX (Trousso d'honneur, conc. 1900)
AIDE DE MÉDECINE OPÉRATOIRE (Concours 1899)
ANCIEN EXTERNE DES HÔPITAUX (Concours 1894)
ANCIEN AIDE-PRÉPARATEUR DE CHIMIE MÉDICALE (Concours 1893)
CHARGÉ, PAR L'ADMINISTRATION DES HÔPITAUX, DU COURS D'INFIRMIERS
ET GARDES-MALADES

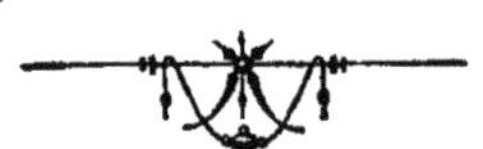

MONTPELLIER
G. FIRMIN ET MONTANE, IMPRIMEURS DE L'UNIVERSITÉ
Rue Ferdinand-Fabre et Quai du Verdanson

1900

A M. LE DOCTEUR LÉON IMBERT

PROFESSEUR-AGRÉGÉ A LA FACULTÉ DE MÉDECINE

Cuique suum

A. PUIG-AMETLLER.

MEIS ET AMICIS

A. PUIG-AMETLLER.

AVANT-PROPOS

Arrivé au dernier acte de notre scolarité, ce nous est une douce satisfaction de saluer respectueusement les Maîtres de cette vieille Ecole de Médecine, dont le haut enseignement et la cordiale bienveillance, de tradition à Montpellier, en nous permettant d'aimer nos études, nous invitèrent à les prolonger.

Dès notre entrée à la Faculté, M. le professeur Ville nous a engagé dans la voie des concours. C'est le premier nom que notre gratitude aime inscrire ici, car ce maître aussi savant que modeste nous a toujours témoigné le plus sincère intérêt.

M. le professeur Ducamp et M. le professeur-agrégé de Rouville ont acquis des titres considérables à notre reconnaissance, en nous préparant au concours de l'internat. C'est à leur direction scientifique et à leurs affectueux encouragements que nous devons le plus cher de nos succès.

M. le professeur Estor nous a fait l'honneur de nous accepter dans son laboratoire de Médecine opératoire avant que nous devinssions son aide-préparateur. Nous avons toujours apprécié, à côté du sang-froid et de l'habileté du chirurgien, l'aménité exquise de l'homme auquel nous avons voué la plus respectueuse sympathie.

Dans les Hôpitaux, Externe ou Interne des professeurs Brousse, Carrieu, Estor, Grasset, Grynfellt, Mairet, Sarda, Tédenat, Truc, nous avons, dans le commerce journalier de ces Maîtres, acquis quelque pratique de l'art médical. Nous les remercions particulièrement ; ils ont oublié l'élève pour traiter le collaborateur avec une bienveillance simple et cordiale que nous ne saurions oublier.

Pendant ces vacances, notre bonne fortune nous fit suivre le service dirigé par M. le professeur-agrégé Imbert. C'est lui qui nous a inspiré le sujet de notre thèse, et c'est grâce à ses conseils éclairés, à son obligeance inlassable, que nous devons de l'avoir menée à bonne fin. A sa science revient tout le mérite de ce travail ; à son amitié, notre inaltérable gratitude.

Enfin, M. le professeur Tédenat veut bien accepter la présidence de notre thèse. Nous remercions vivement ce Maître éminent et sans prétention qui nous a honoré maintes fois des témoignages de son amitié, et pour lequel nous n'avons jamais cessé de professer une très profonde et affectueuse estime.

INTRODUCTION

Nous avons eu la bonne fortune de suivre pendant plus d'un an un malade, employé à l'hôpital Saint-Eloi, ayant présenté à plusieurs reprises des crises hématuriques d'origine rénale, pour lesquelles la néphrectomie a dû être pratiquée, dans le service de M. le professeur Tédenat, par M. le professeur agrégé Imbert, suppléant. L'examen microscopique du rein y a démontré la présence d'une tumeur mixte renfermant des fibres musculaires lisses. Cette remarquable observation nous a amené à étudier particulièrement l'Anatomie pathologique et la Pathogénie des Tumeurs malignes du Rein, considérées chez l'adulte et chez l'enfant. Cette question, encore mal connue en France, a été surtout étudiée par les Allemands. Nous avons pensé qu'il serait intéressant d'en faire le sujet de notre thèse.

Pour la rédaction de notre travail, nous avons mis largement à contribution les recherches spéciales de M. L. Imbert à ce sujet. Grâce à son obligeance inépuisable, nous avons pu colliger les observations de tumeurs malignes du rein publiées durant ces cinq dernières années, de 1895 à 1900. Le tableau de ces observations doit paraître dans le *Traité des Tumeurs du Rein* de MM. Albarran et Imbert ; aussi nous a-t-il paru inutile de l'ajouter à notre étude, nous en donnons d'ailleurs les résultats statistiques à propos de chaque chapitre.

Voici le plan de ce travail :

En premier lieu, nous relatons l'observation qui en est le point de départ. Dans des chapitres successifs nous étudions l'Étiologie, la Symptomatologie, l'Evolution des Tumeurs malignes du rein, en faisant ressortir les caractères particuliers que présente cette affection chez l'enfant et chez l'adulte. Nous ajoutons enfin les données récentes concernant l'Anatomie pathologique et la Pathogénie de ces Néoplasmes. En terminant, nous exposons nos conclusions et nous notons, dans un Index bibliographique, les principaux travaux auxquels nous avons eu recours pour notre étude.

CONTRIBUTION A L'ÉTUDE

DES

TUMEURS MALIGNES DU REIN

CHEZ L'ENFANT ET CHEZ L'ADULTE

CHAPITRE PREMIER

Observation personnelle

Jean D... 37 ans, employé à l'Hôpital Saint-Eloi.

Antécédents héréditaires. — Père mort à 67 ans, vieux tousseur. — Mère bien portante, 70 ans. — Un frère mort de granulie. — Pas d'hérédité néoplasique.

Antécédents personnels. — Aucune maladie antérieure. — A fait 4 années de service militaire sans un jour d'infirmerie. — Aucune maladie vénérienne. — Pas d'habitudes alcooliques. — Aucun surmenage.

Habitus général : grand, plutôt maigre.

Maladie actuelle. — Début : depuis le mois de mai 1899, le patient sentait sa région lombaire gauche, sans y éprouver à proprement parler une véritable douleur. Il dit bien qu'il ressentait une gêne plutôt qu'une souffrance, et encore cette sensation était-elle intermittente, apparaissant et disparaissant sans motif appréciable. Le malade ne s'en était donc pas autrement préoccupé, quand le 4 juillet 1899, deux mois après environ, dans l'après-midi, en se levant après une sieste de 2 heures, il pissa rouge. Cette hématurie, qui était totale, se renouvela durant 3 jours, mais non pas à chaque miction : certaines fois, l'urine était émise parfaitement claire. Nous pensâmes alors à une hémorragie rénale de nature tuberculeuse, comme on en voit survenir au début de l'envahissement du parenchyme rénal par les granulations sous l'influence de l'irritation congestive qui en résulte. Nous accusions d'autant plus volontiers la tuberculose, que le frère du malade était mort deux ans auparavant de granulie. Cependant, l'auscultation de la poitrine fut négative. Les hématuries cessèrent spontanément, sans médication spéciale autre que le régime lacté mixte, conseillé au malade.

Depuis cette première crise, il persistait la même gêne qu'au début dans la région lombaire gauche, avec irradiations postérieures, parfois vers l'épaule, ou la fesse, la cuisse du même côté. Jamais de douleurs le long de l'uretère ni du côté du testicule ; en somme, jamais de colique néphrétique. Le régime alimentaire était des moins excitants : presque pas de vin, que du lait remplaçait aux repas ; aucune fatigue, aucun surmenage.

Le 25 septembre 1899, le malade se sent fatigué et entre dans le service de M. le professeur Carrieu, lit numéro 15, salle Combal.

Il est soigné pendant 35 jours pour une dothiénentérie. Durant cette période, à trois reprises différentes, il y eut une miction hémorragique. Le malade supportait mal les bains, car il souffrait davantage dans la région lombaire lorsqu'il se trouvait dans l'eau. Après un mois de convalescence, il reprenait son service.

Le 1er avril 1900, nouvelle crise hématurique, qui dure

3 jours, sans fièvre comme la première, et avec les mêmes caractères d'alternance de mictions claires et de mictions colorées. A ce moment, le malade pissa quelques caillots sans importance.

Le 1er septembre 1900, troisième crise hématurique plus abondante que les précédentes, mais présentant les mêmes caractères. Durée : 5 jours. Le malade, préoccupé de voir se renouveler sans raison ces hémorragies, réclame l'examen d'un chirurgien, pour décider s'il est utile de le débarrasser de son rein gauche. Il entre dans le service de M. Imbert, salle Bouisson, annexe.

Examen du malade. — Le rein n'est pas perceptible à la palpation, ni douloureux à l'exploration, pas plus à droite qu'à gauche. Le canal de l'urètre est parfaitement libre. La vessie se vide complètement, elle est peu sensible. Les urines sont encore un peu troubles du fait probablement de l'hématurie récente.

L'appareil génital, la prostate, ne renferment rien d'anormal.

L'analyse des urines de 24 heures, le 13 septembre, donne les résultats suivants : Q = 1500 gr. ; D = 1018 ; R = acide ; Urée = 17 gr. 6 par litre. Traces d'albumine (pouvant être attribuées à l'hématurie récente) ; cependant le malade nous affirme qu'on a trouvé toujours une légère quantité d'albumine chaque fois que ses urines ont été analysées.

La recherche des bacilles faite dans cette urine donne un résultat négatif. L'examen cystoscopique, pratiqué par M. Imbert, montre que la vessie est normale et que les deux uretères fournissent une urine sensiblement claire.

En présence de ces constatations, le diagnostic demeure douteux ; on repousse l'idée de Néoplasie en raison de l'ancienneté relative des hématuries sans augmentation relative du volume du rein.

Le calcul n'est pas davantage probable ; les signes ne s'en sont jamais montrés, le malade n'a jamais uriné de sable, les hématuries n'ont jamais eu de rapport avec les mouvements, etc. La présence déjà ancienne de l'albumine dans les urines pouvait faire songer à une hématurie résultant d'une néphrite; mais la néphrite, si elle existait réellement, devait probablement se rattacher à la fièvre typhoïde, et les hématuries avaient paru antérieurement à cette maladie. Les autres affections hématuriques ne pouvant guère être invoquées, on en était conduit à se rattacher à l'idée déjà ancienne de tuberculose rénale primitive n'ayant point encore envahi les autres organes urinaires. L'examen bactériologique n'était pas venu confirmer ce diagnostic ; mais on sait que les bacilles n'apparaissent dans les urines que lorsque la tuberculose est ouverte, c'est-à-dire à une période assez tardive.

Dans le but de confirmer le diagnostic et surtout afin de s'assurer de la capacité relative de chaque rein, M. Imbert pratiqua, le 14 septembre, le cathétérisme de l'uretère gauche; la persistance avec laquelle le malade accusait des douleurs dans la région lombaire gauche nous permettait en effet de penser que la lésion siégeait de ce côté. La sonde urétérale fut bien supportée et demeura en place 14 heures.

Le résultat de l'analyse comparée des urines rénale et vésicale fut le suivant :

Urine vésicale (rein droit)		Urine du rein gauche	
Q.	580 cc.	Q.	550 cc.
D.	1009.	D.	1015.
Urée . . .	8 gr. 12 p. lit.	Urée . . .	13 gr. 8 p. lit.
Sucre. . .	0.	Sucre. . .	0.
Albumine .	traces.	Albumine .	traces.

L'analyse des deux urines montrait donc que les deux reins

fonctionnaient normalement, ce qui n'avait pas lieu de nous surprendre, étant donné que nous considérions la lésion tuberculeuse comme peu développée.

Elle nous montrait surtout que le rein droit, bien que paraissant inférieur au rein gauche comme rendement en urée (4 gr. 70 contre 7 gr. 60), pouvait encore efficacement assurer la dépuration urinaire.

M. Imbert décida donc de pratiquer une néphrotomie exploratrice du côté gauche afin de vérifier le diagnostic.

Néphrotomie exploratrice, le 17 septembre 1900.

Incision lombaire. — Le rein est facilement amené hors de la plaie ; il paraît extérieurement sain : une incision suivant son grand axe ne montre pas davantage de lésion. Le pédicule est comprimé ; et des points de suture profonds et superficiels sont placés. La plaie est réunie par-dessus une mèche de gaze qui est laissée dans un but hémostatique, car il se produit une hémorragie en nappe de la plaie assez abondante.

Dans la journée, le malade urine du sang presque pur ; le soir il existe une rétention complète, que l'on fait disparaître facilement par l'aspiration : mais la perte de sang est déjà notable et le malade est assez affaibli. Toute la nuit encore les mictions sont très chargées de sang, si bien que le lendemain matin, malgré de nombreuses injections de sérum, le malade se trouva dans un état de faiblesse très prononcé.

En présence de cette hématurie persistante et qui menace sérieusement et à bref délai la vie du malade, on décide de pratiquer la néphrectomie.

L'opération est faite le 18 septembre au matin. Elle est très facilement conduite : le rein est extrait sans difficulté. Il est gros et congestionné et ne présente pas extérieurement la moindre trace d'hémorragie : ligature du pédicule à la soie et section.

Les suites de l'opération ont été aussi bonnes que possible. La température a oscillé pendant quatre jours autour de 38°; après le 1er pansement, elle descend à 37° pour ne plus remonter au dessus de 37° 5. A partir de ce moment, le malade a commencé à manger, et sa convalescence a été des plus rapides. Quinze jours après l'opération, on lui permettait de se lever dans la chambre, et depuis, l'opéré se trouve dans un excellent état. Ses forces sont complètement revenues et il reprend son service le 1er novembre. La gêne qu'il ressentait du côté gauche avant l'opération a disparu : il éprouve seulement de ce côté une certaine sensibilité vague.

Les urines, analysées le 4 octobre, ont donné les résultats suivants :

Q. = 1.800 c. c. D. = 1.014. R. alcaline. Urée, 11,8 par litre. Albumine = traces.

Examinées encore le 27 octobre, les urines donnent :

Q. = 2.400. D. = 1.015. R. = acide. Urée, 13,5 par litre. Albumine = traces.

La quantité en est élevée, car le malade continue à boire deux litres de lait outre son régime ordinaire.

Examen macroscopique du rein gauche. — Le rein extirpé est assez volumineux, de coloration foncée : à la surface on voit sous la capsule de petites hémorragies en nappe. En faisant sauter les points de suture qui avaient été précédemment appliqués sur la plaie rénale, et l'agrandissant par une incision, il est impossible de reconnaître à quel endroit a pu se produire l'hémorragie. En un point, on voit que la surface rénale est déprimée comme par une tête d'épingle.

Examen microscopique. — La substance rénale dans son ensemble présente des lésions non douteuses de néphrite interstitielle et parenchymateuse, mais la lésion la plus intéressante est celle qui correspond à la dépression signalée. Sur une coupe de cette région, on voit, immédiatement au-dessous de la capsule, un amas de fibres musculaires lisses entrecroisées dans tous les sens : l'ensemble constitue une sorte de peloton musculaire, paraissant indépendant de la capsule et se prolongeant en pointe du côté gauche du bassinet. Les fibres musculaires lisses sont mélangées à du tissu conjonctif d'apparence jeune qui l'enveloppe, mais les canalicules qui sont le plus rapprochés du petit noyau musculaire sont sensiblement comprimés et leur cavité n'existe qu'à l'état virtuel ; à mesure qu'on s'éloigne, les canalicules reprennent leur aspect normal et leurs dimensions habituelles.

Au voisinage de ces amas de fibres lisses, mais non en contact avec lui, on voit un ensemble de tubes injectés de sang et l'on peut voir que le sang a suivi les canalicules, car on le retrouve dans différents tubes à mesure qu'on se rapproche des canaux collecteurs. Lorsqu'on examine à un plus fort grossissement, on voit que les hématies sont renfermées soit dans les canalicules du rein, soit dans des vaisseaux : en aucun point il ne paraît y avoir eu d'hémorragie interstitielle.

L'interprétation de ces lésions est assurément difficile.

Et tout d'abord, quelle est la signification de ces amas de fibres musculaires lisses ? On ne peut penser qu'elles soient d'origine vasculaire. Il n'y a en effet aucune artère dans le petit noyau et d'autre part, la disposition des fibres est beaucoup trop irrégulière, pour que l'on puisse admettre cette interprétation. Le bassinet et son système contractile sont bien évidemment hors de cause. Reste la capsule. Il est vraisemblable que le petit amas est émané de cet organe ; nous ferons remarquer cependant que les régions les plus voisines de la capsule sont indemnes de fibres musculaires. Faute d'une autre interprétation, il nous paraît cependant nécessaire d'admettre qu'il s'agit de faisceaux musculaires aberrants de la capsule fibreuse et inclus dans le rein par suite d'une disposition congénitale. Il est même probable que le petit noyau a dû augmenter de volume, car on ne comprendrait pas autrement la compression exercée sur les tubes urinifères qui l'environnent.

Est-il possible maintenant d'apprécier la part de cette petite inclusion dans le processus hémonogique ? Nous rappellerons d'abord que le foyer hémorragique que nous avons vu dans les environs du noyau musculaire, n'est nullement interstitiel : nous estimons, en conséquence, qu'il représente non pas l'hémorragie consécutive à la néphrotomie qui n'aurait pu pénétrer dans les reins qu'en dissociant ses éléments, mais à la petite hématurie qu'a présentée le malade peu de temps avant l'opération. S'il en est ainsi, le voisinage du foyer hémorragique avec le petit néoplasme semble démontrer entre eux une relation de cause à effet.

Ces déductions ne sont assurément pas indiscutables. On peut se demander si l'hématurie n'était pas une conséquence de la sclérose rénale. On sait, en effet, depuis quelques années que des hémorragies peuvent se produire au cours d'une néphrite interstitielle ; il suffit même de lésions très limitées pour les produire, si l'on en croit Malherbe et Legueu, dans leur rapport du Congrès d'Urologie de 1899. Dans un cas de Nimier, on apercevait, en un seul point, une prolifération intense et diffuse des cellules embryonnaires, sans lacs sanguins : cette lésion suffit, pensent les auteurs, pour expliquer l'hémorragie. Dans une autre observation de Sénator, il existait quelques petits îlots profonds et limités de néoplasie interstitielle. Malherbe et Legueu en tirent la même conclusion que précédemment. Les hématuries de la néphrite interstitielle ne sont donc pas douteuses ; elles sont, il est vrai, de constatation précise bien rare. Les auteurs de l'intéressant rapport que nous venons de citer n'en ont pas trouvé plus de sept observations bien démonstratives. Encore faut-il faire, sans doute, la part de cas semblables au nôtre et dans lesquels on a pu laisser passer inaperçue une petite inclusion embryonnaire : il faut, en effet, un examen des plus minutieux pour la découvrir.

Faut-il donc rattacher à la néphrite les hématuries de notre malade ? Nous ne le pensons pas. Il y a des chances, en effet, pour que les lésions épithéliales et interstitielles que présentait le rein soient la conséquence de la fièvre typhoïde pour laquelle notre malade a été traité antérieurement. Or, il avait déjà eu auparavant une première hématurie ; en outre, ainsi que nous l'avons dit, le voisinage du foyer hémorragique avec le petit territoire musculaire semble bien indiquer entre les deux une relation de cause à effet. Il nous paraît plus rationnel, dans ces conditions, de rattacher les hématuries à la petite lésion que nous avons décrite. Si l'on était surpris de voir une cause aussi minuscule produire un effet symptomatique aussi net, il faudrait se rappeler ces hémorragies que l'on observe quelquefois autour de très menus foyers tuberculeux; il faudrait se souvenir aussi que, en somme, les hématuries de notre malade ont toujours été modérées.

Le petit néoplasme dont nous venons de discuter la signification nous paraît devoir se rattacher, sans conteste, au groupe des tumeurs mixtes ; il renferme, en effet, des fibres musculaires lisses qui indiquent nettement son originaire embryonnaire. Mais nous verrons que ces tumeurs mixtes se rencontrent surtout chez les enfants. Il nous a paru intéressant de relater cette observation d'un homme de 35 ans, beaucoup plus âgé, par conséquent, que tous ceux chez qui l'on a observé jusqu'à présent de pareilles tumeurs.

CHAPITRE II

ÉTIOLOGIE

Age. — Le point capital de ce chapitre est, sans contredit, *l'âge* auquel on observe les tumeurs malignes du rein. Il est donc naturel que nous lui accordions un certain développement.

Jusqu'à l'âge de 15 ans, nous comptons les malades comme étant des enfants. C'est là une limite ordinairement acceptée. Nous pensons, toutefois, qu'il serait peut-être préférable, en l'espèce, de la reculer jusqu'à 20 ans, de façon à grouper tous les cas de cancer rénal qu'il serait légitime de considérer comme développés chez les enfants, parce que, d'une part, certaines tumeurs, révélées après 15 ans, se sont, assurément, développées avant cet âge, et que, d'ailleurs, comme l'anatomie pathologique nous le montrera plus loin, les tumeurs du type infantile se rencontrent aussi à cette période de la vie et même plus tard, comme en témoigne notre observation.

Sur un total de 268 observations, que nous avons recueillies et contrôlées de 1895 à 1900, nous en trouvons 99 concernant les enfants. Elles nous donnent les résultats suivants :

Age	Nombre de cas	Age	Nombre de cas	Age	Nombre de cas
Nouveau-né	= 1	De 5 à 6 ans	= 8	De 11 à 12 ans	= 3
De 0 à 1 an	= 9	6 7	= 3	12 13	= 0
1 2	= 17	7 8	= 2	13 14	= 3
2 3	= 19	8 9	= 2	14 15	= 0
3 4	= 16	9 10	= 4	15 16	= 3
4 5	= 6	10 11	= 0	Indéterminé	= 3

Sur 99 cas, nous en relevons donc 62, c'est-à-dire environ les deux tiers, dans les quatre premières années de la vie. Or, il faut bien le remarquer, ce sont là des dates tardives, et l'on pourrait estimer comme congénitaux les 27 cas des deux premières années.

Après 4 ans, le nombre tombe brusquement. De 4 à 7 ans, 17 cas seulement ; de 7 à 10 ans, 8 cas ; de 10 à 16 ans, 9 cas.

On a cité des observations de tumeurs rénales révélées à la naissance. Seibert en relève plusieurs d'après Jacobi (Seibert, *Iahrb. f. Kinderkrank,* XXXI, p. 306). Semb, chez un mort-né, a vu un sarcome à cellules rondes pesant 250 gr. (*Centr. für Gynæk.,* 1894, n° 44). Dans notre statistique, nous en trouvons un cas de Brindeau, 1897, cité dans la thèse de Marquez (Montp., 1898).

Dans son récent ouvrage (1898) sur les tumeurs du rein, Kelynack donne le tableau suivant, concernant les enfants :

Age	Nombre de cas	Age	Nombre de cas	Age	Nombre de cas
Nouveau-né	= 1	De 9 à 10 mois	= 3	De 3 à 4 ans	= 17
De 2 à 3 m'	= 1	10 11	= 1	4 5	= 6
3 4	= 1	11 12	= 1	5 6	= 6
5 6	= 1	»	»	7 8	= 1
6 7	= 2	1 2 ans	= 23	8 9	= 3
7 8	= 1	2 3	= 16	»	»

Ses résultats sont comparables aux nôtres. C'est manifestement dans les quatre premières années de la vie que se retrouve la plus forte proportion des tumeurs malignes du rein chez l'enfant.

Avant de considérer les chiffres que nous obtenons pour l'âge adulte, il est important de rappeler que le cancer du rein est très fréquent chez l'enfant. Comme l'indique Duzan (Th. Paris, 1876), de tous les organes envahis, l'œil et le rein l'ont été, de beaucoup, le plus fréquemment à cet âge. Sur 184 cas, 115 fois ces organes ont éte atteints, l'œil 70 fois, le rein 45 fois.

Sur 29 cancers de l'enfant, Hirschprung en trouve 15 dans le rein. Guillet (Th. Paris 1888) relève 45 cas chez des enfants, sur 132 observations de néoplasme rénal, et Dôderlein note la proportion de 38 °/₀.

Dans les 268 observations que nous avons pu colliger dans la période 1895-1900, nous en trouvons 99 relatives à des enfants. Les 169 autres concernent l'adulte. La proportion est donc 38 °/₀.

Chez l'adulte, voici les chiffres que donne notre statistique :

Age	Nombre de cas	Age	Nombre de cas	Age	Nombre de cas	Age	Nombre de cas
16 ans	= 1	30 ans	= 0	44 ans	= 7	58 ans	= 6
17	= 2	31	= 1	45	= 4	59	= 3
18	= 3	32	= 1	46	= 6	60	= 5
19	= 4	33	= 4	47	= 3	61	= 0
20	= 1	34	= 2	48	= 5	62	= 3
21	= 1	35	= 2	49	= 8	63	= 3
22	= 1	36	= 1	50	= 8	64	= 3
23	= 0	37	= 2	51	= 3	65	= 3
24	= 1	38	= 4	52	=14	66	= 1
25	= 1	39	= 6	53	= 3	67	= 1
26	= 2	40	= 4	54	= 8	68	= 1
27	= 1	41	= 1	55	=11	69	= 1
28	= 2	42	= 1	56	= 3	»	
29	= 0	43	= 3	57	= 1	»	

Il résulte de la lecture de ce tableau que, chez l'adulte, les cas sont moins groupés que chez les enfants ; il est vrai qu'ils se répartissent sur un nombre plus considérable d'années.

Nous trouvons à 52 ans le nombre de cas le plus élevé : 14. Si l'on considère la période qui s'étend de 45 à 55 ans, on constate qu'elle offre le maximum de fréquence : 69 cas sur 166. La décade précédente, de 36 à 45, ne possède que 33 cas, et la décade suivante 30 seulement.

Le tableau de Kelynack ne donne pas de résultats différents :

Age		Nombre de cas	Age		Nombre de cas	Age		Nombre de cas
18 à	19 ans	= 1	36 à	37 ans	= 2	52 à	53 ans	= 6
19	20	= 1	37	38	= 4	53	54	= 1
20	21	= 2	38	39	= 3	54	55	= 1
21	22	= 2	39	40	= 2	56	57	= 2
24	25	= 1	40	41	= 1	57	58	= 2
28	29	= 1	42	43	= 1	58	59	= 4
29	30	= 1	44	45	= 3	59	60	= 3
30	31	= 1	45	46	= 4	60	61	= 2
31	32	= 1	48	49	= 3	62	63	= 1
32	33	= 1	49	50	= 2	64	65	= 3
34	35	= 3	50	51	= 3	65	66	= 3
35	36	= 1	51	52	= 2	69	70	= 1

Comme dans notre tableau, nous retrouvons la décade 45-55 ans en première ligne avec 22 cas, alors que la précédente, 34-45, n'en compte que 16, et la suivante, 55-65, 18 seulement.

En somme, ces tumeurs malignes du rein, chez l'adulte, rentrent dans la règle générale, qui veut que les carcinomes se développent, non dans l'extrême vieillesse, mais aux environs de la 50e année.

Race. — Nous n'insisterons pas sur cette influence étiologique, car notre statistique ne porte que sur la race blanche.

Celle-ci ne possède aucunement le triste privilège des tumeurs malignes du rein. Nous rappelons, en passant, que Geddings a signalé un cancer rénal chez une petite négresse de 3 ans, et Ferréol un cas analogue chez un petit nègre. (Kelynack, *loc. cit.*, p. 29).

Sexe. — A cet égard, nos chiffres nous donnent, chez les enfants :

42 H., 34 F., 12 (sexe indéterminé dans l'observation).

Chez l'adulte, nous trouvons :

92 H., 80 F., 18 (sexe indéterminé dans l'observation).

Guillet compte 64 H. et 35 F.
Kelynack trouve :

Chez les enfants : 36 H., 30 F.
Chez l'adulte : 35 H., 34 F.

Ces diverses statistiques indiquent bien une supériorité de fréquence assez marquée en faveur du sexe masculin. Ce résultat est en contradiction formelle avec une hypothèse formulée par Birsch-Hirschfeld, et que nous retrouverons plus loin, au chapitre de la Pathogénie.

Coté atteint. — Les tumeurs du rein sont unilatérales dans la grande majorité des cas. Exceptionnellement on peut rencontrer les deux reins affectés par la néoplasie cancéreuse. C'est ainsi que, dans notre relevé des cas publiés de 1895 à 1900 nous avons rencontré une observation de bilatéralité chez un petit garçon de 13 mois. (Napier, *Centralbl.* 1899, p. 644).

Si les théories pathogéniques que nous exposerons plus

loin sont exactes, la bilatéralité de ces tumeurs peut se comprendre par une double inclusion, tandis qu'elle est inexplicable différemment. Kelynack, sur 118 cas trouve 12 tumeurs bilatérales. On peut se demander, devant un pareil chiffre, si l'auteur n'a pas pris des noyaux secondaires développés dans les deux reins pour des cancers rénaux bilatéraux primitifs.

Chez l'enfant, sur 104 observations, le côté atteint se trouvait :

35 fois à droite
56 — à gauche
13 — côté indéterminé

La prédominance à gauche est nettement indiquée par ces chiffres.

Chez l'adulte, c'est l'inverse. Le côté droit est plus fréquemment atteint :

Sur 178 observations, nous relevons que la tumeur siégait :

85 fois à droite
77 — à gauche
16 — côté indéterminé

Nous ne faisons que souligner, en passant, cette différence de détail.

Hérédité. — Il serait étrange que l'hérédité cancéreuse n'eût pas été signalée à propos de tumeurs malignes du rein. Les auteurs la mentionnent assez fréquemment. Walker, sur 145 cas de tumeurs malignes chez l'enfant, note 8 fois l'hérédité néoplasique.

Dans notre tableau d'observations, nous avons retrouvé 5 cas où l'hérédité est également notée chez l'enfant. Chez l'adulte, dans 3 cas seulement, il en est fait mention ; sans doute, les observations ne sont pas toutes complètes à cet égard. On peut toutefois remarquer que, comme pour le cancer en général, l'hérédité néoplasique se retrouve dans un certain nombre de tumeurs malignes du rein, sans qu'il faille lui attribuer une influence majeure.

Traumatisme. — La lecture de certaines observations détaillées permet de trouver parmi les causes invoquées d'un cancer du rein, le traumatisme. Nombre d'auteurs apportent quelques cas où le traumatisme se retrouve mêlé, d'une façon plus ou moins prochaine ou intime, avec l'histoire originelle du cancer.

Déjà Chomet, en 1829, Bright en 1836, Brinton en 1857, avaient remarqué ce facteur étiologique, discuté à propos des cancers en général.

Ierzykowski, rapporte l'histoire d'une jeune femme qui roula du haut d'un escalier. Les hématuries apparurent aussitôt après sa chute et durèrent pendant plusieurs semaines, lorsque 6 mois après l'accident la malade remarqua une tumeur abdominale dont le développement entraîna sa mort par carcinose rénale.

Walker, sur 142 observations de tumeur rénale chez l'enfant constate dans 30 cas, le traumatisme sous forme de chute, coups de pied, coups de poing, sauts brusques, efforts de vomissements violents et répétés.

Chez l'adulte, ces antécédents traumatiques sont notés avec moins de fréquence. L'enfant est en effet, plus souvent exposé à tomber que l'adulte ; il est tout naturel de retrouver ce rôle traumatique invoqué banalement par la famille pour donner une apparence d'explication du développement d'une affection dont l'étiologie est encore enveloppée d'un épais nuage.

Calculs et lithiase. — Les assez nombreuses observations dans lesquelles on a noté la coexistence de calculs rénaux avec une tumeur, sont toutes relatives à l'*adulte*. Albarran, dans le *Traité des Maladies de l'Enfance,* écrit qu'on ne trouve pas signalée chez l'enfant, la lithiase rénale en même temps que le cancer.

Walker cependant cite un cas où le fait a été observé.

Chez l'adulte, nous relevons dans notre statistique cinq cas de calculs, dont quatre chez l'homme et un chez la femme. Dans plusieurs observations, les coliques néphrétiques sont notées chez les graveleux avant l'apparition du cancer rénal.

Au sujet de la présence des calculs dans le rein cancéreux, il y a lieu de se poser plusieurs questions que les observations trop peu explicites à cet égard ne permettent pas dé résoudre.

Il est très probable que : 1° parfois il y a simple coïncidence de cancer et de lithiase ; lithiase d'un côté et cancer de l'autre ; 2° dans certains cas, l'irritation provoquée par la présence d'un calcul entraînerait le développement d'une tumeur maligne ; 3° enfin, dans des conditions différentes, un rein cancéreux infecté peut présenter secondairement des calculs dont la nature phosphatique trahit l'origine. C'est là d'ailleurs l'opinion de Kelynack.

CHAPITRE III

SYMPTOMATOLOGIE

Nous étudierons successivement dans ce chapitre : 1° le symptôme du début ; 2° chacun des symptômes en particulier ; 3° les formes cliniques résultant de la combinaison diverse de ces symptomes.

I. — Début

En compulsant les observations qui mentionnent l'accident initial ayant éveillé l'attention du malade ou du médecin, on se rend compte que les tumeurs malignes du rein annoncent leur présence par des manifestations diverses suivant les cas. Les différences sont surtout nettes quand on compare les résultats fournis par les statistiques sur le mode de début de ces néoplasmes suivant qu'ils se développent chez l'adulte ou chez l'enfant.

Hématurie. — L'hématurie est très fréquente à la première période chez l'*adulte*. Heresco (Th. Paris, 1898) trouve ce symptome signalé comme début 34 fois sur 83 observations, soit dans 41 °/₀ des cas.

Chez *l'enfant*, au contraire, l'hématurie est rare au début. Dans la statistique d'Heresco portant sur 42 observations relatives à cet âge, 2 seules en font mention. La proportion n'est ici que de 5 0/0. Dans notre relevé des cas publiés de 1895 à 1900, nous trouvons les chiffres suivants :

Chez *l'adulte*, sur 142 observations où le symptôme de début est noté, l'hématurie est accusée 52 fois, soit dans 42 0/0 des cas.

Chez *l'enfant*, sur 65 observations, 5 seulement y font allusion. La proportion tombe encore ici à 7 0/0.

Cette concordance parfaite dans ces résultats démontre bien la rareté de l'hématurie comme symptôme de début des tumeurs malignes du rein chez l'enfant, alors que, chez l'adulte, elle apparaît dans presque la moitié de ces cas comme signe révélateur de l'affection.

A cette période, l'hématurie ne présente rien de spécial ; nous en réserverons la description pour le moment, où nous étudierons ce symptôme en particulier, dans le paragraphe suivant.

Tumeur. — Heresco trouve la tumeur signalée comme symptôme initial du cancer du rein chez *l'adulte* dans 19 observations sur 83, soit 23 0/0.

Chez *l'enfant*, au contraire, sur 42 cas, la tumeur apparaît tout d'abord 34 fois, soit 81 0/0.

Dans notre statistique, nous relevons les chiffres suivants :

Chez *l'adulte* : 31 cas sur 124, soit 25 0/0.

Chez *l'enfant* : 47 cas sur 65, soit 72 0/0.

C'est donc dans un quart des cas seulement que les adultes présentent une tumeur comme symptôme de début d'une tumeur maligne du rein. Chez l'enfant, au contraire, c'est ordinairement à cause d'une tumeur apparue dans l'abdomen que la famille vient consulter un chirurgien. La néoplasie chez l'adulte se développe moins rapidement et atteint en proportion des dimensions moins considérables que le cancer du rein chez l'enfant. D'autre part, chez l'adulte, l'hématurie, fréquente au début de l'affection, attire l'attention du malade avant que sa tumeur ne soit encore assez volumineuse. La tumeur demande alors à être cherchée par une palpation méthodique pratiquée avec grand soin, car c'est au début que la présence d'une tumeur rénale est de constatation importante, puisque à ce moment l'intervention, moins dangereuse, offre plus de garanties d'efficacité.

Douleur. — Rarement, au début, le malade se plaint de souffrir. Cependant, nous avons vu dans notre observation que le patient avait accusé, dans les deux mois qui ont précédé sa première hématurie, quelque gêne dans la région lombaire.

Heresco, chez *l'adulte,* a relevé la douleur comme symptôme initial 27 fois sur 83 observations, soit 32 0/0. Chez *l'enfant,* il ne retrouve la douleur que 6 fois sur 42 cas, soit 14 0/0.

Notre statistique fournit des chiffres analogues. Chez *l'adulte*, la douleur est observée au début 14 fois sur 124 cas, soit 32 0/0 ; chez *l'enfant*, 13 fois sur 65, soit 20 0/0.

Ces douleurs sont *peu vives*. Le malade accuse plutôt une gêne, une pesanteur inaccoutumée au niveau des lombes, avec, parfois, quelques irradiations pénibles vers le thorax sous forme de névralgie intercostale vers les cuisses, l'abdomen. Comme les hématuries, ces sensations douloureuses, d'intensité variable, apparaissent sans cause provocatrice apparente.

Varicocèle. — Le varicocèle symptomatique des tumeurs du rein a été signalé pour la première fois par Guyon en 1881. D'après cet auteur, c'est un symptôme qui ferait rarement défaut. Cependant, les observations n'en font mention que rarement, car les chirurgiens en négligent souvent la recherche.

Chez *l'enfant* surtout, ce varicocèle n'a été noté qu'exceptionnellement.

Guyon cite le cas d'un musicien qui lui était adressé pour un varicocèle douloureux, et chez lequel l'exploration du rein lui fit diagnostiquer l'existence d'une tumeur rénale. D'une façon générale, ce signe se rencontre peu aussi précocement, avant toute autre manifestation.

II. — Symptômes en particulier

Hématurie. — a) *Chez l'adulte.* — L'hématurie est un signe de premier ordre, *très-fréquent* dans l'histoire du cancer rénal de l'adulte, alors que, chez l'enfant, on le voit apparaître avec beaucoup plus de discrétion.

Guillet l'a notée 38 fois sur 56 cas. Sur 58 observations Roberts la compte 39 fois ; Chevalier la signale dans une proportion de 75 0/0.

D'après notre tableau d'observations, c'est, après la tumeur abdominale, l'accident le plus souvent mentionné : 82 fois sur 131, soit dans 60 0/0.

Quelle est la cause de l'hématurie ? Il est peut-être téméraire de se prononcer d'une manière précise. Si l'on songe que cet accident survient au début et dans le cours de l'évolution du néoplasme, alors que, vers la fin, il se manifeste de plus en plus rarement, on l'attribue alors à une congestion rénale développée autour de l'épine néoplasique. Cette congestion est certainement bien des fois la seule cause provocatrice de l'hématurie. Cette congestion peut aussi intervenir pour déterminer la rupture des lacs sanguins creusés dans le tissu néoplasique. Il est aisé de concevoir que l'hématurie sera plus fréquemment observée lorsque le néoplasme se développe au voisinage du bassinet, des calices et des papilles, tandis que si le cancer siège plutôt à la périphérie du rein, l'hématurie fera alors plus souvent défaut, mais, par contre, la palpation permettra d'affirmer plus facilement l'existence d'une tumeur rénale.

L'hématurie survient *insidieusement*. A l'inverse de ce qui se produit chez les calculeux, ici le mouvement et les fatigues n'interviennent en rien dans la détermination de cet accident. Le malade est d'autant plus surpris de voir son urine rouge qu'aucun signe précurseur ne lui avait fait redouter l'hématurie. Dans certaines observations il est noté toutefois que le pissement de sang est survenu après une crise plus ou moins douloureuse dans la région du rein ou de l'uretère : ces douleurs sont l'expression de l'émigration de caillots qn'on peut d'ailleurs retrouver dans l'urine.

L'hématurie des lésions rénales est *totale*. Le malade émet un liquide coloré par du sang pendant tout le temps que dure la miction. Si on a pris la précaution de faire uriner le malade dans trois verres successifs, on peut apprécier la coloration du liquide émis aux divers temps : au début, au milieu et à la fin de la miction. Cette couleur est sensiblement uniforme. Parfois, comme l'a fait remarquer Albarran, les dernières gouttes présentent une teinte rouge plus prononcée : c'est que le sang issu de l'uretère au moment où le malade a presque complètement vidé sa vessie ne s'est mélangé qu'avec une quantité minime de liquide.

La *durée* d'une crise hématurique n'est pas d'ordinaire très-longue : on peut l'évaluer moyennement à trois, quatre jours. Dans quelques cas, on a pu la voir se prolonger d'une manière inquiétante, comme dans une observation d'Albarran où une hématurie dura pendant deux ans chez un malade atteint d'un volumineux néoplasme du rein gauche.

Il est intéressant de noter l'*alternance* de ces hématuries pendant une crise. Après une miction franchement colorée en rouge, le malade est joyeusement surpris de retrouver son urine normale à la miction suivante. Puis l'hématurie reparaît dans la journée ou le lendemain. Ce caractère d'alternance a été régulièrement présenté par le malade dont nous relatons l'observation. Dans certains cas d'alternance, l'arrêt de l'hématurie peut s'expliquer par des *caillots* obturant l'uretère, car on retrouve ces caillots urétéraux allongés dans le liquide des mictions suivantes.

L'*abondance* de l'hématurie est variable. D'une façon générale, le malade supporte sans trop de préjudice cette perte de sang, quoique, dans plusieurs observations, on voie ces spoliations sanguines entraîner par leur répétition l'anémie des patients. P. Delbet a relaté l'observation d'un malade dont l'existence avait été mise en danger par l'abondance et la persistance des hématuries : il avait fallu dans ce cas intervenir d'urgence.

Au début de l'évolution du cancer rénal, nous avons vu les hématuries apparaître peu abondantes : plus tard, elles se reproduisent à intervalles plus ou moins rapprochés, variant entre quelques semaines et plusieurs mois. A mesure que le néoplasme fait des progrès, elles surviennent plus fréquemment. A la dernière période au contraire elles tendraient à disparaître.

Pour expliquer la production de cette hémorragie il ne faut pas toujours faire intervenir la congestion ou l'ulcération du rein malade. Le rein du côté sain peut lui aussi fournir le sang par le mécanisme d'une congestion réflexe due à son hyperplasie compensatrice. C'est là l'opinion de Rowsing, dont les observations ne sont peut-être pas concluantes. Albarran a observé des hématuries chez un malade sur lequel il avait pratiqué une néphrectomie partielle, et Kreke parle d'une hématurie ayant duré cinq jours après une néphrotomie gauche et l'attribue à une intoxication chloroformique. Il semble donc que le tissu rénal puisse, sous l'influence de causes diverses, présenter des hématuries dont il ne faut pas toujours accuser le cancer développé dans cet organe.

On ne peut pas tirer de conclusion importante de la *coloration* plus ou moins *brune* des urines, car cette teinte dépend uniquement du séjour plus ou moins prolongé de l'urine hématurique dans la vessie.

Plus importante est la constatation des *caillots*. Ceux-ci se retrouvent souvent notés dans les observations, car les malades les signalent avec complaisance. Ces caillots sont ordinairement allongés, affectant parfois la forme de *sangsues gorgées de sang*, effilées à leurs deux extrémités. Guillet, qui en donne un dessin dans sa thèse, cite un caillot mesurant 22 centimètres, presque aussi long que l'uretère. Le plus souvent ces caillots se fragmentent dans la vessie. Les malades expulsent aussi des masses irrégulières de fibrine décolorée, comparées à des morceaux de viande hachée.

On comprend facilement que l'expulsion de ces caillots puisse s'accompagner de douleurs pour les malades et les expose même à des accidents de rétention d'urine. Certains sujets assistent ainsi à la suppression brusque de leur miction sanglante, qu'ils peuvent continuer, dans certains cas, après un changement de position, ce qui s'explique par le déplacement du caillot qui obturait l'orifice du sphincter vésical.

Lorsque l'origine de l'hématurie n'est pas évidente, comme cela arrive quelquefois, il y a intérêt à pratiquer un *examen cystoscopique ;* on peut ainsi s'assurer que la vessie est hors de cause. Il ne faut pas oublier que le chirurgien peut être amené à examiner des malades en dehors de leur crise hématurique. La cystoscopie pourra alors apporter au diagnostic un utile concours. Même pendant une période hématurique, cet examen aura l'avantage de déterminer le *côté atteint*. Il est rare, en effet, qu'une hématurie rénale soit suffisamment abondante pour troubler le contenu vésical au cours de l'examen. On verra, à chaque contraction urétérale, un jet rouge sourdre hors de l'uretère et se répandre dans le liquide environnant. Enfin, l'examen cystoscopique sera utile à un dernier point de vue. Il permettra de s'assurer de la présence des deux uretères et, par conséquent, des deux reins. On sait, en effet, que les cas de *rein unique* ne sont pas absolument rares ; il est même arrivé que les chirurgiens les ont extirpés. Dans ces conditions, il est inutile d'ajouter que l'opération n'a pas tardé à être suivie de mort.

Le cathétérisme cystoscopique des uretères sera utile ici, comme avant toute néphrotomie, pour indiquer la valeur exacte du rein malade et celle du rein sain (voir notre observation personnelle, ch. I).

HÉMATURIE. — b) *Chez l'enfant.* — Ici, l'hématurie est un accident *rare* dans l'évolution du cancer du rein. Guillet la note 10 fois sur 38 cas ; Albarran 9 fois sur 56 ; Dumont 16 fois sur 85 ; Walker 35 fois sur 120. Notre tableau d'observations la compte 9 fois sur 66.

Tous les auteurs s'accordent à reconnaître aux hématuries de l'enfant les mêmes caractères que ceux étudiés à propos de l'adulte. Elles sont *spontanées*, souvent *indolores*, *médiocrement copieuses* et survenant par *crises*.

Chez l'enfant, il est tout à fait exceptionnel de pouvoir recourir à la cystoscopie et au cathétérisme urétéral : les dimensions de l'uretère sont trop faibles pour permettre l'introduction de l'instrument. C'est vers l'âge de 12 à 14 ans seulement que l'on pourra songer à introduire les appareils spécialement construits pour le jeune âge ; mais nous avons vu que les tumeurs malignes apparaissent généralement à un âge moins avancé.

Tumeur. — a) *Chez l'adulte.* — La présence d'une tumeur est de tous les symptômes des cancers du rein celui qui fait le plus rarement défaut. Puisqu'il existe une néoplasie rénale, il semblerait naturel qu'on dût, dans tous les cas, constater cliniquement une tumeur par l'exploration. Cependant, dans maintes observations, et dans la nôtre en particulier, ce signe n'a pas été constaté. Pour être toujours perceptible, la tumeur devrait faire saillie à la périphérie du rein, ou bien il faudrait que l'augmentation de l'organe fût notable. Quand la déformation existe, elle doit siéger, pour être perçue, dans une région accessible à l'exploration, et celle-ci exige à l'observateur une certaine habileté et une suffisante expérience des manœuvres usitées. Enfin, alors que toutes ces conditions sont réalisées, l'exploration peut être rendue négative par le fait de l'épaisseur ou du défaut de souplesse des parois abdominales, si on n'a pas recours à l'anesthésie générale.

La présence de la tumeur a été constatée le plus ordinairement dans les observations de cancer du rein. Sur 133 cas, Guillet ne remarque l'absence de ce signe que 4 fois. Dans notre statistique, nous le comptons 94 fois, mais toutes les observations ne sont pas complètes.

La constatation de la tumeur présentant une importance capitale pour le diagnostic, nous accorderons quelque développement à son étude.

Si la tumeur est un symptôme assez facilement reconnu lorsque la néoplasie a acquis un certain développement, nous avons vu, au contraire, qu'il n'en est pas de même au début de l'évolution, car ce signe est alors rarement noté chez l'adulte.

Dans nombre d'observations, on lit que la tumeur n'a été constatée que plusieurs mois après les premiers signes de la maladie, c'est cependant *au début* que cette recherche est susceptible d'être profitable au malade, car l'opération qu'on lui propose alors est relativement peu grave et d'une efficacité moins aléatoire. Aussi allons-nous décrire succinctement les divers procédés d'exploration proposés par les auteurs pour déceler l'existence d'une tumeur du rein.

Lorsque la souplesse de la paroi abdominale fait défaut au point de rendre stérile toute exploration méthodique, il ne faut pas hésiter à *anesthésier* le malade pour obtenir le relâchement complet de la sangle abdominale. Nous rappelons, en outre, que les tumeurs du rein droit sont plus facilement accessibles à l'exploration, car, de ce côté, la présence du foie s'oppose à l'ascension du rein ; toute augmentation de volume de l'organe causée par un néoplasme aura pour effet d'abaisser le rein. A gauche, au contraire, les rapports anatomiques diffèrent et une tumeur développée sur le pôle supérieur du rein gauche se dissimulera aisément sous le diaphragme et le rebord costal de manière à ne pas être perceptible.

En dehors des cas extrêmement favorables, le simple palper abdominal ne permet pas de reconnaître les tumeurs du rein au début. Il est des méthodes plus efficaces ; nous voulons parler du *palper bimanuel*, du *ballottement rénal de Guyon*, du *procédé d'Israël.*

Pour pratiquer le *palper bimanuel* on applique directement l'extrémité des doigts d'une main dans l'angle formé par la dernière côte et la ligne des apophyses épineuses de la région lombaire. Cette main déprime la région sur laquelle elle appuie par l'extrémité de ses doigts et se trouve ainsi exactement au niveau du pôle inférieur du rein. L'autre main est placée sous l'hypochondre correspondant et refoule progressivement la paroi abdominale en profitant de chaque expiration pour s'enfoncer davantage. On arrive ainsi à saisir l'organe entre les extrémités des doigts des deux mains, et on peut en apprécier la forme, le volume, la sensibilité, la consistance.

Guyon, le premier, a décrit sous le nom de *ballottement rénal*, un procédé d'exploration aujourd'hui classique. Pour pratiquer cette recherche le malade doit être allongé ; on lui recommande la résolution musculaire maxima. Une main est glissée à plat dans l'espace costo-iliaque. L'autre main du chirurgien est placée sur un point diamètralement opposé de la paroi abdominale antérieure au-dessous des fausses côtes, à l'union de la région ombilicale et du flanc. Rappelons que le rein gauche tendant à remonter sous l'hypochondre quand il est augmenté de volume, doit être cherché assez haut. La main qui déprime la paroi abdominale ne doit pas exercer de pression trop énergique ; il lui suffit d'arriver presque au contact du rein sans l'atteindre pour percevoir le ballottement. L'explorateur imprime alors, avec sa main glissée sous la région lombaire, quelques secousses qui se transmettent fidèlement à la main abdominale, si le rein est augmenté de volume. Ces secousses doivent être imprimées *avec douceur*, pour éviter la contraction musculaire de défense qui s'opposerait à la sensation de contact. Cette sensation est comparable à celle que fournit le *ballottement fœtal*. Guillet la compare à un *frôlement*.

Ce ballottement rénal indique une *augmentation de volume* du rein. Toutefois, certains auteurs ont trouvé ce ballottement dans le cas de tumeurs d'autres organes, quoique rarement. Le Dentu (Soc. chir., 1893) l'a rencontré dans le cas de tumeurs du foie, de l'épiploon. Reclus l'a constaté dans un cas d'appendicite. Quoi qu'il en soit, ce signe du ballottement est d'une constatation très précieuse.

Le *procédé d'Israël*, 1889, a donné à son auteur, des résultats d'une remarquable précision. Pour être appliqué, il exige une grande souplesse des parois abdominales et l'*évacuation préalable du tube digestif*. Le malade est placé dans le décubitus latéral, du côté opposé à celui qu'on veut explorer, car, dans cette position, le rein tend à descendre vers la paroi abdominale. Le chirurgien place alors une main dans la région lombaire et l'extrémité des doigts de l'autre main sur la région correspondante de l'abdomen, à deux travers de doigt au-dessous de l'union de la neuvième et de la dixième côte. On attend la fin d'une inspiration profonde, au moment où le rein occupe la position la plus basse dans l'abdomen pour déprimer d'une main la région lombaire, tandis que l'autre main refoule la paroi abdominale grâce à de légers mouvements de flexion et d'extension imprimés aux doigts. Cette manœuvre permet de sentir le rein, *parfaitement mobile*, comme l'a fait remarquer Israël, et il suffit d'assister à une opération portant sur un rein, non fixé par des adhérences, pour constater que cet organe suit les mouvements du diaphragme. Lorsque la tumeur rénale a contracté des adhérences nombreuses et solides avec les organes voisins ou a acquis une trop grande masse, ces déplacements physiologiques n'existent plus.

Grâce à son procédé, Israël a pu déceler une tumeur du rein du volume d'un noyau de cerise. Il faut reconnaître que pour prétendre à une pareille habileté, une longue éducation de la sensibilité des doigts est nécessaire.

Le procédé de Glénard, appelé par son auteur *palpation néphroliptique*, permet de sentir les inégalités de la surface du rein, mais il s'adresse plutôt à la recherche de la mobilité normale des organes en ectopie ; aussi n'insisterons-nous pas davantage à son sujet.

La *palpation* de la tumeur permet d'apprécier le volume de

la néoplasie qui varie dans de grandes proportions. A côté du noyau de cerise d'Israël, il est des tumeurs arrivant à occuper la moitié de l'abdomen. Par la palpation il sera encore possible de percevoir parfois des battements isochrones avec la systole cardiaque, lorsque la vascularité du néoplasme est très prononcée. Ballard crut, dans un cas semblable, à un anévrysme de l'artère rénale, alors qu'il s'agissait d'une tumeur très vasculaire du rein.

L'*inspection* de la région, par comparaison minutieuse des deux côtés, permet, dans de rares cas, la constatation de la tumeur abdominale, chez l'adulte. Dans la région lombaire, la disparition du méplat s'observe plutôt qu'une véritable saillie, quand la tumeur est volumineuse et facilement accessible du côté de l'abdomen. Mais, dans ces cas, la présence d'une tumeur à la place normale du rein indique son origine rénale.

A l'inspection du ventre du malade on constate parfois l'existence d'une *circulation complémentaire abdominale*. L'apparition de ce signe est en corrélation avec la compression de la veine cave par une tumeur volumineuse siégeant ordinairement du côté droit en raison de la situation de ce vaisseau. Cette compression dans certaines observations était produite par des ganglions dégénérés.

La *percussion* abdominale fournit souvent des résultats de haute importance dans l'appréciation du siège de la tumeur. Le rein, en se développant, repousse au-devant de lui le côlon et la masse intestinale ; il semble donc qu'en raison de ce voisinage il doive toujours exister de la sonorité à la percussion. C'est l'opinion classique de la bande de sonorité due à la présence des côlons au-devant des reins. Cependant cette sonorité n'est pas toujours mentionnée dans les observations. « Sur » trente-six cas, cités par Guillet, onze fois seulement il existait

» au-devant de la tumeur, une sonorité manifeste, et vingt-
» cinq fois, la tumeur était mate dans toute son étendue. Sur
» vingt-quatre tumeurs siégeant à droite, dix-huit étaient
» mates, et six fois seulement, la tumeur était recouverte d'une
» bande de sonorité; sur douze tumeurs siégeant à gauche,
» sept fois il y avait matité et cinq fois sonorité. »

L'absence de sonorité se retrouve donc *plus souvent à droite* qu'à gauche, en raison des rapports anatomiques différents des côlons avec le rein de chaque côté. Une tumeur du rein droit tend à se développer *en dehors du côlon* ascendant entre celui-ci et les parois abdominales, tandis qu'une tumeur du rein gauche repousse le côlon descendant *en avant* et en dehors d'elle.

Parfois l'absence de sonorité au-dessus de la tumeur rénale est moins due au déplacement de l'intestin qu'à son *aplatissement* par la masse volumineuse du néoplasme ; mais alors la sonorité reparaît lorsque la pression des gaz dilate l'intestin situé au-devant du rein cancéreux. Dans ce cas, la palpation permet de sentir l'intestin aplati sous la forme d'un ruban qu'on peut mobiliser au-devant de la tumeur.

A droite on délimite ordinairement par la percussion une zone de sonorité séparant le foie de la tumeur, indiquant bien que la glande hépatique est hors de cause. Mais cette bande de sonorité n'est pas constante.

Enfin, on a mis à contribution pour la recherche de la tumeur rénale, la *phonendoscopie* et la *radiographie*. Grâce à la première, Bianchi a pu délimiter avec précision, le foie et le rein. Hartmann a obtenu un résultat positif avec la radiographie dans un cas où le diagnostic était en suspens. Ce sont là, évidemment, des compléments d'investigation qui pourront confirmer la valeur des résultats obtenus par les autres procédés d'exploration, mais qui ne sauraient les remplacer.

Après avoir exposé les caractères de la tumeur rénale et les divers procédés qui permettent de la constater, indiquons rapidement quelle méthode d'examen convient particulièrement à chacune des périodes de la tumeur : quand celle-ci débute, puis lorsque son volume est moyen, enfin quand sa masse est considérable.

Pour une petite tumeur rénale au début, le ballottement est à recommander. Le procédé d'Israël toutefois, quand il peut être appliqué, devrait être choisi de préférence, puisqu'il a permis à son auteur de déceler des tumeurs d'un volume minime, mais il réclame une grande expérience chez celui qui l'emploie.

A une deuxième période, quand la tumeur est *moyenne*, l'inspection permet quelquefois de constater une voussure du côté malade ou une projection des côtes inférieures, mais c'est le ballottement qui sera surtout utile pour délimiter la forme, la situation de la tumeur. Le néoplasme n'a pas encore refoulé le côlon, ni aplati l'intestin au-devant de sa masse peu exagérée ; la percussion accusera ordinairement la présence d'une bande sonore. On pourra encore s'adresser à la radiographie, mais en se rappelant que les différences de teinte sur une épreuve de la région abdominale sont souvent difficiles à interpréter.

Arrivée à la dernière période, la tumeur *volumineuse* ayant contracté des adhérences avec les organes voisins, est difficile souvent à rattacher au rein, car la recherche du ballottement n'est plus possible. Chez l'adulte, une hématurie antérieure permet de songer à l'origine rénale du néoplasme. Chez l'enfant, l'hématurie fait trop souvent défaut et il convient de se rappeler que les tumeurs du rein *sont fréquentes* à cet âge, par rapport aux tumeurs des autres organes.

Tumeur. — b) *Chez l'enfant.* — A propos du mode du début, nous avons vu combien, chez l'enfant, l'apparition d'une tumeur était souvent le signe révélateur de la présence d'un cancer rénal. Ce symptôme *ne manque à peu près jamais* à cette période de la vie dans le cours de l'évolution du néoplasme.

Le néoplasme rénal se développe chez le jeune malade avec une *surprenante rapidité;* l'abdomen bientôt envahi prend une forme globuleuse, les fausses côtes sont repoussées et la masse intestinale est rejetée du côté opposé. Chipault, en 1899, a opéré une tumeur de *4 kilog.* chez un enfant qui en pesait *11.* Spencer Wels, Israël ont rapporté des observations dans lesquelles le poids de la tumeur atteignait *8* et *9* kilog. On conçoit donc que de pareilles masses passent difficilement inaperçues à la seule inspection. Plus souvent que chez l'adulte, on constate ici une *circulation abdominale complémentaire* qui traduit la gêne de la circulation profonde. Dans un cas, Walker a observé des hémorragies sous-cutanées en relation avec les troubles circulatoires.

La *palpation* est beaucoup plus aisée chez l'enfant que chez l'adulte. L'enfant a présenté rarement des accidents avant que la tumeur n'ait atteint un volume appréciable. Quand la famille le conduit au chirurgien, celui-ci reconnaît facilement une tumeur arrondie, à contours irréguliers, de consistance variable, tantôt dure, tantôt molle. Il n'est donc pas nécessaire de recourir aux méthodes de Guyon, d'Israël, pour reconnaître la présence de la tumeur. Celle-ci suit naturellement les mouvements diaphragmatiques, s'abaissant à l'inspiration, à moins que son volume exagéré ou des adhérences ne s'opposent à cette mobilisation.

La *percussion* fournit les mêmes résultats que nous avons étudiés déjà chez l'adulte. La sonorité peut être absente, mais le peu d'épaisseur de la paroi abdominale de l'enfant permet de sentir plus facilement un ruban intestinal, dont les mouvements péristaltiques ont, dans quelques cas, été visibles à l'inspection, comme l'ont observé Hutinel, Baginski et Martineau.

A l'*auscultation*, on a pu constater dans quelques cas des exsudats péritonitiques donnant lieu à des frottements.

Chez l'enfant comme chez l'adulte, l'évolution du néoplasme peut être considérée à trois phases distinctes : *a*) tumeur non appréciable à l'inspection ; *b*) tumeur de volume moyen reconnaissable à la vue ; *c*) tumeur volumineuse.

En raison de l'élasticité du squelette thoracique chez les enfants, la tumeur exagère la voussure de la paroi costale en même temps qu'elle produit un soulèvement de la paroi abdominale.

La déformation n'est donc pas uniquement abdominale comme chez l'adulte, et donne lieu à un aspect particulier signalé par les auteurs.

Douleur. — a) *Chez l'adulte.* — Guillet pense que la douleur manque rarement dans les tumeurs malignes du rein. Sur 79 observations, il relève 72 fois des phénomènes douloureux. Notre statistique ne nous permet pas d'être aussi affirmatif, car, alors que la tumeur est retrouvée 94 fois à l'examen du malade, la douleur n'est notée que 34 fois. Nous avons vu aussi au début que, chez l'adulte, ce symptôme se rencontre peu souvent. Comme Lancereaux l'a bien indiqué, la douleur est loin d'être un signe constant des tumeurs du rein. Dans notre tableau d'observations, nous le voyons faire défaut très souvent ; il est vrai que certaines peuvent être incomplètes à cet égard.

Malgré son *inconstance*, la douleur est un symptôme important, puisqu'il peut indiquer dans certains cas où d'autres signes de localisation ne sont pas encore apparus, dans quelle région il faut diriger son exploration et de quel *côté* on a des chances de trouver le néoplasme.

Les caractères de cette douleur, quand elle existe, ne sont nullement univoques, et les sensations accusées par les malades varient sensiblement. Parfois, ce sont des sensations de *gêne*, de pesanteur et de tiraillement dans la région lombaire plutôt qu'une souffrance proprement dite. Dans d'autres observations, la douleur lombaire atteint une certaine acuité, et les crises peuvent devenir vives au point de forcer le malade à suspendre son travail et à s'aliter (Péan). Un malade de Brault mourut d'épuisement, tellement vives étaient ses douleurs.

Quoi qu'il en soit, il s'agit le plus souvent d'une gêne dans la région rénale et au niveau de l'hypocondre correspondant. Cette douleur sourde survient *spontanément*, sans préférence diurne ou nocturne, nullement influencée par les mouvements du malade. Pendant les exacerbations, on a pu noter des irradiations douloureuses vers le thorax, comme des névralgies intercostales vers l'abdomen, les testicules. Dans certains cas, la région vertébrale est douloureuse ; on pourrait alors penser à une propagation néoplasique du côté des vertèbres, ce qu'on reconnaîtra en exerçant des pressions ou une percussion suffisante sur les apophyses épineuses des vertèbres en cause.

Outre ces sensations douloureuses dans la région lombaire au niveau de la tumeur, les malades se plaignent parfois aussi de la vessie, de la région hypogastrique. Les névralgies vésicales sont notées dans plusieurs observations ; mais il s'agit tantôt de cystite déterminée par un cathétérisme évacuateur après une hématurie abondante, par exemple, ou bien ces douleurs sont dues aux caillots contenus dans la vessie. Il est bon d'être averti de la possibilité de ces douleurs vésicales pour ne pas négliger l'examen du rein en ne songeant qu'à une lésion de la vessie (Morris).

Si nous recherchons les causes de ces douleurs dans le cancer du rein, nous les trouverons multiples. Il s'agit parfois de compression nerveuse par distension d'un kyste ; tantôt ce sont de simples coliques néphrétiques dues à l'émigration d'un caillot le long de l'uretère. Un obstacle empêchant le cours de l'urine dans l'uretère, soit un caillot, soit une compression de ce canal par la tumeur, entraîne parfois la distension douloureuse du bassinet. Albarran et Tuffier ont relaté des observations concluantes sur le rôle de ces caillots.

Douleur — b) *Chez l'enfant.* — La douleur est plus rarement observée que chez l'adulte. Dans notre tableau, en ne considérant que les observations suffisamment explicites, la douleur se retrouve 10 fois alors que le symptôme tumeur est compté 68 fois. Les petits malades se plaignent alors, comme l'adulte, d'une douleur sourde, spontanée, dans la région lombaire du côté atteint. Certaines observations, rares d'ailleurs, rapportent de véritables crises douloureuses accompagnant les hématuries ; or, celles-ci sont peu communes chez l'enfant, comme nous l'avons vu. On observe plutôt à cet âge des modifications de caractère, du manque d'appétit, de la tristesse.

Varicocèle. — a) *Chez l'adulte.* — Le varicocèle était déjà signalé par J.-L. Petit chez les malades qui ont « les glandes lombaires gonflées » ; mais c'est Guyon qui a attiré sur le varicocèle symptomatique des tumeurs du rein l'attention des observateurs. Depuis la première description magistrale qu'il en donna dans ses leçons cliniques de 1881, le varicocèle a été souvent signalé. Toutefois, dans maintes observations il n'en est pas fait mention, surtout en ce qui concerne les auteurs étrangers, car le varicocèle n'est pas toujours douloureux, et le malade ne pense pas à attirer sur ce symptôme qu'il ignore l'attention du chirurgien. Le varicocèle ordinaire siège surtout à gauche ; le varicocèle symptomatique existe aussi souvent d'un côté que de l'autre, car nous avons vu que les tumeurs malignes du rein n'affectaient pas de préférence bien marquée spécialement pour un côté. L'apparition d'un varicocèle rapidement développé à droite doit toujours faire rechercher une tumeur rénale dans l'hypocondre correspondant.

Quel est l'agent de la compression des veines spermatiques que traduit ce varicocèle? Pour Legueu, ce sont les ganglions dégénérés, et cet auteur apporte dans son argumentation des faits dans lesquels une tumeur volumineuse ne s'est point accompagnée d'un varicocèle, alors que des néoplasmes du rein, peu volumineux, mais avec retentissement ganglionnaire, ont présenté cette complication. Dans sa thèse, Heresco a repris la question et démontré, à l'aide d'observations de Le Dentu, d'Israël, de Boinet, que le varicocèle peut exister malgré l'absence totale de ganglions vérifiée à l'autopsie. Héresco cite l'observation de Morestin, qui a la valeur d'une expérience. Ce chirurgien ayant pratiqué une néphrectomie transpéritonéale sur un malade présentant un varicocèle symptomatique, l'absence de ganglions fut manifestement constatée pendant cette biopsie: après la guérison opératoire, le varicocèle avait disparu.

Si, dans certains cas, il est incontestable que les ganglions cancéreux produisent cette compression veineuse, il ne faut pas toujours, en présence d'un varicocèle, croire que la tumeur a déjà poussé des prolongements néoplasiques en dehors du rein, car la tumeur, à elle seule, peut expliquer cette complication. Lancereaux accuse dans certains cas un thrombus de la veine rénale pour expliquer ce varicocèle. Il est vrai que ces thromboses rencontrées dans la veine cave ne se produisent qu'à une époque tardive et ne peuvent rendre compte d'un varicocèle survenu précocement.

Varicocèle. — b) *Chez l'enfant.* — Il est remarquable que dans le jeune âge on ne rencontre pas le varicocèle en relation avec un cancer du rein, et cependant l'adénopathie paraît aussi fréquente chez l'enfant que chez l'adulte. Chez l'enfant, c'est surtout le *réseau veineux abdominal* qui par son développement traduit la gêne de la circulation profonde. Dans la seule observation de Czerny (*Arch. f. Kinderk, 1890*) il existait, chez un garçon de trois ans et demi, un véritable varicocèle. Walker prétend avoir trouvé dans 2 cas le varicocèle, mais à un faible degré chez des enfants atteints de tumeur maligne du rein.

Troubles de compression. — a) *Chez l'adulte.* — Nous venons d'étudier le varicocèle symptomatique, qui n'est, en somme, qu'un trouble de compression des veines spermatiques. En étudiant le symptôme douleur, nous avons noté les névralgies dues à des compressions nerveuses. Quand elle s'exerce du côté de la colonne vertébrale, cette compression peut s'accompagner d'ulcération et, en définitive, de paraplégie.

Quand l'uretère est comprimé, c'est l'hydronéphrose qui apparaît. Dans une observation de Busse, le bassinet a été trouvé élargi, la substance corticale très amincie, les papilles aplaties. Dans certains cas de Tuffier, la compression a provoqué une hématonéphrose. Le rein était volumineux, fluctuant, rempli d'un liquide noirâtre, comme le démontra la néphrectomie.

La compression de l'*intestin* n'entraîne qu'exceptionnellement l'occlusion ; et encore, dans le cas de Jeannel 1886, la tumeur du rein se compliquait d'une métastase cancéreuse dans le mésentère.

Troubles de compression. — b) *Chez l'enfant.* — Etant donné le volume souvent considérable des tumeurs malignes du rein à cet âge, on observe plus communément que chez l'adulte ces accidents de compression. La compression nerveuse donne lieu aussi à des *névralgies* intercostales, lombaires, voire sciatiques. L'*hydronéphrose* a été signalée par compression de l'uretère, mais nous avons cherché en vain l'hématonéphrose.

Dans une observation de Dumont, la *colonne vertébrale a été déviée* par une tumeur du rein, avec incurvation lombaire droite, compensée par une incurvation gauche dans la région dorsale. Lorsque le rachis est envahi et la moelle comprimée, la *paraplégie* s'annonce par un engourdissement douloureux, avec incontinence d'urine, etc. Nous avons déjà parlé de la *circulation complémentaire* de l'abdomen, qui traduit fréquemment, chez l'enfant, la compression des vaisseaux profonds surtout par les tumeurs du côté droit, où la veine cave se trouve plus rapprochée du rein.

Cette gêne circulatoire se manifeste encore par des *œdèmes* des membres inférieurs (19 cas cités par Walker), l'*ascite* n'est pas très rare (6 cas. — Walker). Le liquide de l'ascite est citrin ordinairement ; on l'a vu coloré par des épanchements sanguins.

Caractères de l'urine. - a) *Chez l'adulte.* — En dehors de l'hématurie que nous avons étudiée plus haut, l'urine présente rarement des caractères intéressants. La quantité n'en est pas ordinairement diminuée. Dans un cas de Wagner, l'oligurie est notée, mais il s'agissait d'un sarcome des deux reins.

L'*hypoazoturie* n'est appréciable que si le malade a perdu l'appétit ou lorsque la cachexie est installée. Cette diminution de l'urée n'a donc pas une grande valeur pour déceler une tumeur maligne du rein.

L'*albumine* se retrouve souvent à la dose de quelques centigrammes par litre, peu abondante par conséquent. Elle traduit la *néphrite interstitielle périnéoplasique*.

L'examen de l'urine au microscope permet de constater parfois des globules rouges en dehors des périodes d'hématurie. On a ainsi reconnu des *cellules cancéreuses atypiques ;* mais cette présence d'éléments atypiques suppose déjà une tumeur ancienne et le diagnostic se trouve déjà posé ordinairement. L'urine contiendra du pus dans les cas de cystite ou de pyélonéphrite existant avec le cancer dans le même rein ou même évoluant simplement dans le rein du côté opposé.

Caractères de l'urine. — b) *Chez l'enfant.*— Les observations nous ont paru ici moins souvent complètes, au point de vue de l'examen des urines. Comme chez l'adulte, on a noté que la quantité n'est pas diminuée et que l'albumine se rencontre assez souvent (7 fois sur 20 observations de Walker). Avant que le petit malade ne soit complètement cachectique, l'excrétion de l'urée ne paraît pas diminuée.

Fièvre.— a) *Chez l'adulte.*— En terminant cette étude symptomatique des tumeurs malignes du rein, nous dirons quelques mots de la fièvre, que nous avons trouvée notée par plusieurs chirurgiens. Dans un cas d'Israël, la relation du cancer et de la fièvre était manifeste, puisque, après la néphrectomie, le malade ne présenta plus de mouvements fébriles jusqu'à la récidive, qui s'accompagna, elle encore, de température. Dans notre tableau d'observations, nous avons pu relever 7 fois l'état fébrile chez l'adulte.

Fièvre. — b) *Chez l'enfant.*— La fièvre est, à cet âge, plus fréquemment observée. La température ne dépasse guère 38°,5, 39° avec exacerbation vespérale. Dans un cas de Martineau, une fillette de 2 ans et demi fut soignée à l'hôpital Trousseau pour des fièvres intermittentes. On avait pris sa tumeur rénale pour une rate hypertrophiée.

La fièvre, dans ces cas de tumeur maligne du rein, n'est pas différente de celle qu'Esmarck et Verneuil ont étudiée dans les cancers en général. On l'attribue à la résorption des toxines sécrétées par la tumeur.

III. — Formes cliniques

Après cette description de chaque symptôme, il nous reste à indiquer les aspects cliniques sous lesquels se présente le plus volontiers le cancer du rein, par le fait de la combinaison variée des principaux symptômes, de l'absence ou de la prédominance de tel ou tel signe important.

Patino-Lana a voulu distinguer six formes principales réalisées par le groupement des trois symptômes cardinaux : la tumeur, l'hématurie, la douleur. Il distingue aussi une *forme latente*. Cette dernière variété ne nous paraît pas devoir être conservée, car, à la lecture des observations sur lesquelles il édifie cette forme latente, on trouve des cas peu comparables : tantôt la tumeur n'a pas eu le temps d'évoluer, tantôt la tumeur est dissimulée par une autre affection, tantôt il n'existe que des noyaux métastatiques d'un cancer d'un autre organe.

Nous avons vu que la douleur était un signe d'importance secondaire, comparée à celle de la tumeur ou de l'hématurie. Cependant, l'histoire de certains malades accuse surtout les phénomènes douloureux, ce qui justifie la *forme douloureuse* qu'accepte Guillet.

A part cette variété clinique, il convient de considérer trois formes principales :

1° La forme *régulière complète avec tumeur et hématurie.*

2° La forme *incomplète, avec tumeur, sans hématurie.*

3° La forme *incomplète, hématurique, sans tumeur.*

a) *Chez l'adulte.* — On comprend aisément que la variété complète *avec tumeur et hématurie* se réalise ordinairement, étant donné la fréquence de ces deux signes. Notre statistique nous donne 71 formes complètes sur 131. Cette forme est plus *fréquente chez l'homme,* tandis que chez la femme c'est la forme incomplète sans hématurie qui se rencontre avec prédominance.

L'absence de l'hématurie est relevée encore assez souvent chez l'adulte : nous avons alors la *deuxième forme incomplète,* où le principal symptôme est la tumeur. Dans ce cas, l'attention est moins attirée vers le rein. Dans notre tableau, cette forme est comptée 49 fois sur 131.

La *forme hématurique,* enfin, n'existe, à proprement parler, que si l'on considère la prédominance de l'hématurie sur les autres signes, car ce n'est que d'une façon transitoire que la tumeur rénale n'est pas perçue au début de son évolution. Cette forme se trouve réalisée 11 fois seulement dans notre statistique.

b) *Chez l'enfant.* — Les mêmes variétés cliniques peuvent se distinguer, avec cette différence que la *forme hématurique est ici exceptionnelle.* Sur 60 observations, la forme complète moins fréquente que chez l'adulte : 8 sur 60 ; la *forme avec tumeur, sans hématurie,* se trouve être la règle à cet âge de la vie : 57 sur 60.

Chez l'enfant, on pourrait décrire une *forme cachectique,* car il arrive que chez lui le dépérissement domine la scène dès le début et précède l'apparition d'une tumeur appréciable, comme certains auteurs l'ont signalé.

CHAPITRE IV

EVOLUTION

Marche. — a) *Chez l'adulte.* — Nous avons déjà étudié, à propos de la symptomatologie, le début de l'affection. Nous rappelons que, le plus souvent, l'hématurie apparaît comme premier symptôme chez l'adulte, et la tumeur est bientôt alors constatée par le chirurgien consulté. La douleur lombaire s'associe volontiers à l'hématurie dès le début, et nous avons remarqué que, chez la femme, les douleurs étaient plus accusées relativement, au point de vue de la fréquence, que chez l'homme. Dans certains cas, le malade maigrit et perd ses forces avant d'avoir présenté tout autre accident révélateur de sa tumeur rénale.

Une fois installée, la maladie évolue progressivement. Les hématuries reparaissent à des périodes plus ou moins rapprochées. Pendant leur crise hématurique, les malades souffrent davantage de leur région lombaire, et, comme dans notre observation, ils localisent bien le siège de leur mal dans le côté réellement atteint, comme peut le vérifier l'intervention chirurgicale ou la nécropsie. A mesure que se renouvellent les hématuries, la tumeur fait des progrès et sa perception devient plus aisée, car elle passe successivement de l'hypocondre dans le flanc, la région ombilicale, la fosse iliaque. On a noté, dans quelques cas exceptionnels, des temps d'arrêt dans l'évolution de cette implacable affection. Dans une observation d'Hildebrand, par exemple, les deux premières hématuries d'un malade sont séparées par un intervalle de 8 ans. Dans un autre cas, d'Askanazy, un malade présenta à l'âge de 20 ans les symptômes d'une tumeur rénale, puis tout accident cessa jusqu'à l'âge de 55 ans.

Il n'est pas rare que le malade supporte sans trop d'avarie sa néoplasie, au moins pendant quelques mois. Le varicocèle apparaît à une période avancée et, dans quelques cas, il est l'indice d'accidents graves. La cachexie s'installe bientôt, et la mort survient alors prochainement.

Durée. — On est parfois surpris, à la lecture de certaines observations, que l'évolution de la maladie ait demandé plusieurs années. On conçoit cependant que le cancer du rein puisse ainsi durer assez longtemps, si l'on songe que, chez l'adulte, la tumeur arrive rarement à gêner les autres organes de l'abdomen à cause de son développement, qui est lent et peu exagéré, à l'inverse de ce qui se produit chez l'enfant. D'autre part, le rein malade n'est que partiellement atteint pendant longtemps ; le fonctionnement des parties non envahies par la néoplasie assure pour sa part l'excrétion urinaire. Dans une observation d'Ulrich, les douleurs étaient apparues 24 ans avant les hématuries. Il s'agissait d'une strume surrénale cancéreuse avec prolongements dans le bassinet et la veine rénale. C'est là un cas exceptionnel, mais on peut trouver plusieurs observations de cancer du rein ayant duré une dizaine d'années. Lonneau rapporte le cas d'une femme de 47 ans chez laquelle les douleurs duraient depuis 15 ans. Dans une observation de Cartier (Congrès d'urologie, 1897), un homme de 55 ans présentait une tumeur du volume d'une tête d'adulte, et souffrait depuis 10 ans de douleurs et de varicocèle ; sa première hématurie remontait à 8 ans. Guillet évalue à 3 ans et demi environ, la durée du carcinome chez l'adulte, et à 5 ou 6 ans la durée du sarcome.

Albarran donne des chiffres très voisins de ces derniers : de 3 à 5 ans chez l'adulte.

TERMINAISON. — Abandonnée à elle-même, la maladie se termine toujours par la mort. S'il ne survient pas d'affection intercurrente qui l'emporte, le malade succombe le plus souvent aux progrès de la cachexie. Il est curieux de noter la rareté extrême des accidents urémiques comme cause de la mort. Dans notre statistique, nous ne trouvons que deux observations qui en fassent mention. Guillet relate deux fois l'urémie également. Il est aisé de s'expliquer que cet accident ne soit pas plus fréquent, si l'on songe que le rein du côté opposé s'est hypertrophié pour suffire à la dépuration urinaire.

La mort consécutive à l'hématurie est exceptionnelle. Bright en a rapporté un cas. Nous avons déjà cité l'observation du malade de Delbet, qui présenta une hématurie persistante et si abondante que l'intervention fut pratiquée d'urgence. Notre tableau d'observations est muet sur des cas semblables. L'hématurie ne fait que hâter la consomption et la cachexie, et nous rappelons, d'ailleurs, qu'à la période terminale cet accident devient de plus en plus rare.

Nous ne pouvons passer en revue toutes les complications rares qui ont pu entraîner la mort ; les paraplégies par propagation vertébrale, l'embolie pulmonaire, l'occlusion intestinale citée par Jeannel, la perforation de l'intestin observé par Rayer. Il importe seulement de retenir que la cachexie est la terminaison ordinaire des tumeurs malignes du rein chez l'adulte.

b) *Chez l'enfant.* — La *marche* de la maladie a pour caractère dominant la rapidité. On n'observe guère, chez l'enfant, ces rémissions fréquentes chez l'adulte ; l'hématurie se présente rarement dans le cours de l'évolution de la néoplasie à cet âge, et la cachexie s'installe après une période relativement courte.

La *durée* moyenne de l'affection n'est que de quelques mois. Les moyennes des auteurs varient peu à cet égard. Robert donne 7 mois. Taylor 7 mois 1/4. Guillet compte de 3 mois à 2 ans et demi. Albarran évalue cette durée à moins d'un an. On est frappé de la *rapide évolution* du cancer rénal chez l'enfant, si l'on se rappelle que chez l'adulte la moyenne est de 3 ans et demi.

La mort survient à la suite de la cachexie. L'urémie est notée d'une manière exceptionnelle comme terminaison. L'anurie a emporté un enfant de 3 mois dans un cas de Wood, où il s'agissait d'un rein unique. Comme chez l'adulte, certaines complications rares ont pu terminer l'évolution, telles : l'embolie pulmonaire, les propagations médullaires, etc., qui ne méritent pas de nous arrêter plus longtemps.

Avant d'abandonner cet exposé de l'évolution des tumeurs malignes du rein, demandons-nous si et comment cette évolution se trouve modifiée par *l'intervention chirurgicale.*

Nous indiquerons tout d'abord les progrès réalisés de nos jours au point de vue du *résultat opératoire ;* grâce à la précocité de l'intervention, à la technique mieux précisée, à la perfection de l'asepsie, la mortalité opératoire, qui était autrefois de 60 0/0, est, depuis 1890, tombée à 20 0/0 chez l'adulte et à 17 0/0 chez l'enfant, d'après Heresco (Thèse, Paris, 1899).

Notre statistique des cas publiés de 1895 à 1900, confirme ces résultats qui nous paraissaient optimistes, surtout en ce qui concerne l'enfant. Sur 62 opérés (enfants), 12 sont morts dans les 24 heures après l'opération, ce qui donne une mortalité opératoire de 19 0/0 environ. L'abaissement de cette mortalité opératoire depuis 1890 est donc encore plus sensible chez l'enfant que chez l'adulte, s'il faut en croire les statistiques.

Quant aux résultats ultérieurs, ils sont, d'après Heresco, très encourageants. *Chez l'adulte,* sur 62 malades suivis après l'opération, cet auteur en retrouve 17 guéris depuis plus de 2 ans; 7 étaient opérés depuis plus d'un an ; pour les 12 autres, la guérison ne datait pas encore d'un an ; 4 étaient morts d'affection intercurrente sans récidive. Chez 22 malades, cette récidive était survenue après une période d'accalmie ayant duré plus de 2 ans (2 cas), plus d'un an (2 cas), plus de 6 mois (6 cas).

Chez l'enfant, Heresco cite des faits de guérison se maintenant après 6 ans et 6 mois (Abbe); 6 ans (Döderlein et Birch-Hirschfeld) ; 5 ans (Israël) ; 3 ans et demi (Schmidt), etc.

Si nous résumons les résultats de notre statistique, nous voyons que sur 50 enfants ayant survécu à l'intervention, 26 seulement meurent de récidive en moins d'un an, sauf 3 qui meurent, l'un 5 ans après, et les 2 autres, 13 mois après. Sur les 24, considérés comme guéris, 2 seuls le sont depuis plus d'un an ; c'est dire que cette guérison n'est que provisoire pour la majorité des opérés, puisque la récidive peut survenir même après 5 ans.

Heresco est néanmoins partisan de l'intervention à tout âge. Walker écrit (*Ann of. Surg. Philadelphie*, 1897; XXVI, p. 529) : « Bien que les guérisons soient peu nombreuses, vu » la terminaison fatale de l'intervention, je conseille sans hési- » tation l'opération dans la seule espérance de reculer la mort. » Après avoir cité Walker, Heresco ajoute : « Cette conclusion

» est pessimiste et pour qui aura parcouru nos tableaux, il
» apparaîtra clairement qu'il faut aujourd'hui opérer les
» malades porteurs de cancer du rein, non seulement, pour
» reculer leur mort de quelques mois, mais et surtout pour les
» guérir. »

Nous n'avons pas ici à discuter la question de l'opportunité de l'intervention suivant l'âge du malade. Mais il nous paraît incontestable que les cancers du rein chez l'enfant affectent une malignité plus grande que ceux de l'adulte, car l'opération, à cet âge de la vie, ne donne pas autant de survie qu'à un âge plus avancé. Ce caractère de malignité a frappé depuis longtemps nombre de chirurgiens qui se confient plus volontiers à leur expérience clinique qu'aux témoignages des statistiques, et la plupart déconseillent l'opération chez l'enfant.

CHAPITRE V

ANATOMIE PATHOLOGIQUE

Nous avons mis longuement en évidence les similitudes et aussi les dissemblances que présentent les tumeurs malignes du rein chez l'enfant et chez l'adulte. Ces dernières sont forcément peu prononcées. En dehors de la notion d'âge, dont nous avons fait ressortir l'importance, il s'agit, aux deux périodes de la vie, de néoplasmes à évolution maligne nés dans le rein, pouvant se généraliser et entraînant la mort presque fatalement. Mais les symptômes ne sont que la manifestation objective d'états pathologiques qu'ils ne nous permettent guère d'apprécier en eux-mêmes. Il faut essayer de pénétrer leur nature intime : c'est à quoi s'occupent l'anatomie pathologique et la pathogénie. L'œuvre en est à peine ébauchée : elle est pleine d'incertitudes et de confusion et ne remonte guère au-delà de ce dernier quart de siècle. Quelques notions, cependant, sont acquises et méritent d'être mises en lumière ; d'autre part, si toutes les idées ne sont pas justifiées, elles sont intéressantes pour la plupart : il nous a paru qu'elles méritaient d'être exposées, quelques-unes, même, défendues. Nous le ferons aussi clairement que possible, schématisant au besoin quelque peu, pour rendre plus précises des conceptions parfois obscures.

Les données positives que nous possédons sur l'anatomie pathologique des tumeurs du rein sont de date récente. Dans ces dernières années encore, il était classique de décrire une seule forme de cancer du rein, né de l'épithélium rénal et reproduisant la forme du parenchyme rénal dans ses noyaux métastatiques. Il suffit, pour s'en convaincre, de lire les articles des traités classiques antérieurs à cette année même. Depuis longtemps, il est vrai, on avait décrit, à côté des cancers, les sarcomes ; mais ces dernières tumeurs elles-mêmes étaient insuffisamment connues, et leur combinaison avec les myomes, les chondromes venait encore compliquer la question. Elle était, il est vrai, assez simple en apparence : les néoplasmes du rein pouvant se superposer exactement à l'ancienne division des tumeurs : les unes, les cancers, provenant du tissu épithélial ; les autres, les sarcomes, émanés du tissu conjonctif. Mais il faut se souvenir que l'épithélium urinaire est très spécial : il prend son origine, selon toutes probabilités, aux dépens du feuillet moyen, si bien que, parti du point de vue général, on arrive à conclure que toutes les tumeurs du rein, cancers et sarcomes, sont mésodermiques.

C'est à Sabourin et à Grawitz, en 1883, que nous devons d'avoir eu l'attention attirée sur la structure des tumeurs du rein. A côté de l'ancienne théorie qui faisait de ces néoplasmes, des épithéliomes nés aux dépens de l'épithélium urinifère, Grawitz propose une conception nouvelle, d'après laquelle il s'agissait de germes aberrants de la capsule surrénale inclus anormalement dans le rein et se développant secondairement. Vigoureusement défendue par ses partisans, la théorie de Grawitz trouve des adversaires convaincus. Elle a cependant triomphé peu à peu, et l'on peut dire, à l'heure actuelle, que la majorité des histologistes admet sa légitimité, au moins pour certaines formes anatomo-pathologiques. En outre, si les travaux qu'elle suscita ne la confirmèrent pas tous, ils contribuèrent néanmoins, dans une large mesure, à mieux nous faire connaître d'autres variétés. De ces travaux sont nées les connaissances sur les endothéliomes et les angiosarcomes, etc.

Tandis que s'établissaient ainsi peu à peu nos connaissances sur les tumeurs malignes du rein chez l'adulte, d'autres auteurs étudiaient de plus près celles des enfants. En 1894 et 1898, Birch-Hirschfeld groupa, sous le nom d'adéno-sarcomes, des néoplasmes observés presque exclusivement dans le jeune âge, et auxquels il ne tarda pas à assigner une origine particulière. Ses vues furent discutées par Busse, Grawitz, etc... Si les notions pathogéniques qu'il a proposées n'ont pas été unanimement acceptées, ses travaux nous ont permis, tout au moins, de connaître les tumeurs de l'enfant, mieux qu'il n'avait été possible jusqu'à lui.

A. — Tumeurs du rein chez l'adulte

Il existe certainement chez l'adulte des sarcomes du rein. Mais comme ces néoplasmes ne présentent ici rien de particulier, nous nous bornerons à les mentionner. Il s'agit, en effet, de tumeurs formées d'éléments globo et fuso-cellulaires, se développant dans le rein dont ils refoulent la substance, absolument comme cela se voit dans d'autres organes. D'autre part, on verra, lorsque nous étudierons les tumeurs du rein chez l'enfant, qu'il est nécessaire de faire un examen méthodique et prolongé, avant de conclure à un sarcome pur. Fréquemment, en effet, tel néoplasme qui, par une étude sommaire, semblait constitué d'éléments conjonctifs fusiformes, montre plus tard des tissus variés, fibres musculaires, etc., qui lui donnent une toute autre signification. Il est donc indispensable d'examiner divers points d'une même tumeur, avant d'affirmer qu'il s'agit bien de sarcome.

En dehors du sarcome pur, les tumeurs du rein sont dites cancers ou *carcinomes*. Pour la facilité de la description nous leur donnerons ce nom ou encore celui d'*épithélioma*, bien que leur origine épithéliale ne soit nullement démontrée en bien des cas. Or, lorsqu'on examine ces tumeurs au point de vue objectif, sans préjuger en rien de leur signification ni de leur origine, on ne tarde pas à reconnaître deux formes microscopiques bien distinctes, faciles à qualifier en général, mais pouvant se juxtaposer dans une même tumeur, fait important, comme nous le montrerons plus loin. Tantôt on trouve des alvéoles circonscrivant un amas de cellules granuleuses dont le protoplasme se colore assez fortement : c'est l'*épithélioma cancroïde d'Albarran;* tantôt les éléments cellulaires sont absolument clairs, volumineux et forment des images précises et élégantes : c'est l'*épithélioma à cellules claires d'Albarran*. A côté de ces deux formes principales, il faut faire place à une troisième, très semblable à cette dernière : elle offre, elle aussi, de grandes cellules claires à contours nets, mais elle affecte, en outre, avec les vaisseaux, des rapports tels que bien des auteurs les considèrent comme se rattachant à des angio-sarcomes. Enfin une quatrième forme doit être différenciée encore ; c'est celle qui résulte des travaux primitifs de Grawitz : le *pseudo lipome du rein* ou *strumœ lipomatodes aberrata renis*. A vrai dire, il est difficile de distinguer cette variété de la précédente, car elle n'est pas absolument homogène, et il semble qu'on a confondu sous ce nom des néoplasmes de diverses origines : il est cependant nécessaire de les étudier à part comme nous allons le voir. Nous laissons, bien entendu, de côté les divers adénomes du rein à type cubique et à type cylindrique : ils peuvent probablement se transformer en carcinomes au même titre que les adénomes des autres organes. Nous avons donc à étudier en définitive quatre types anatomiques de tumeurs malignes du rein chez l'adulte :

1° *Strumes du rein* ou *pseudolipomes ;*
2° *Epithéliomes*, a) *cancroïdes ;*
b) *à cellules claires ;*
3° *Tumeurs dites angio-sarcomes.*

I. — Strumes du rein.

C'est à Grawitz et à ses élèves que nous devons les notions actuelles sur cette variété de tumeur du rein. Il est bien difficile, à vrai dire, d'en donner les caractères précis : les conceptions de l'école de Grawitz semblent, en effet, avoir varié sensiblement depuis l'époque où son chef décrivait ces néoplasmes. En 1883, les tumeurs que Grawitz appelait *Sogenannte Lipome der Niere* avaient des caractères très particuliers et que nous résumons facilement ici d'après son mémoire primitif des *Archives de Wirchow*. On y verra qu'il s'agissait à ce moment de tumeurs bénignes ; mais la conception de la strume s'est tellement élargie que nous avons dû lui faire une place parmi les néoplasmes d'évolution maligne. D'autre part, devenant plus compréhensive, elle a singulièrement perdu de sa précision primitive.

Voici donc résumée la description de Grawitz en 1883. Les pseudo lipomes sont des tumeurs rondes, dont le volume varie d'habitude entre un pois et une cerise et atteint très rarement 4 à 5 centimètres de diamètre; elles sont soit ensevelies dans la substance du rein ou saillantes à sa périphérie. Assez fréquemment multiples, elles sont nettement limitées à l'œil nu du tissu rénal ; blanchâtres d'un blanc qui rappelle celui de la substance cérébrale, elles se rapprochent plutôt du cancer médullaire que du lipome. Un caractère très important de ces tumeurs est leur *fréquence :* en 5 semaines, dit Grawitz, j'en ai trouvé 3 cas.

Lorsqu'on examine au microscope le tissu de ces tumeurs à l'état frais, elles apparaissent comme un lipome, avec de nombreuses gouttelettes graisseuses, de dimension très variable, couvrant presque complètement le champ de la préparation. Il existe cependant des cellules non infiltrées de graisse et l'on voit des vaisseaux avec des traces de tissu conjonctif. Mais si l'on a pris soin de traiter les préparations par des procédés qui permettent de dissoudre la graisse, on voit que la tumeur est formée d'éléments polygonaux avec un ou deux noyaux ; ces cellules, rarement isolées, se groupent d'habitude et forment des traînées allongées et rayonnantes, entourées de tissu interstitiel dans lequel circulent des vaisseaux; on voit, en outre, que bien des cellules n'ont pas subi la dégénérescence graisseuse.

Telle est, sommairement indiquée, la primitive description de Grawitz. Il faut remarquer, du reste, qu'elle se rapproche de bien des descriptions antérieures, de *l'adénoma carcinomata de Klebs*, du *lipome intranéphrétique de Robin,* du « *Drüsenkrebs* » de *Sturm.* L'originalité du travail de Grawitz résulte moins de la description elle-même que de ses idées pathogéniques, idées que nous discuterons plus loin. Nous nous bornerons, pour le moment, à faire remarquer les deux éléments principaux de sa description : 1° la *présence de graisse* dans la cellule ; 2° l'*ordination des cellules* en travées rayonnantes.

Mais la conception des pseudolipomes de Grawitz (très habituellement nommés aujourd'hui strumes du rein en raison de leur origine supposée) s'est profondément modifiée depuis la publication de ce travail. Ces tumeurs, qui ne dépassaient pas autrefois 4 à 5 centimètres de diamètre, sont considérées aujourd'hui comme pouvant se transformer en énormes cancers; aussi, leurs caractères sont devenus moins nets. Il ne saurait être question d'ordination de cellules dans un néoplasme à évolution aussi désordonnée qu'un cancer; les autres particularités que l'on considère comme caractéristiques de ces strumes du rein sont inexactes ou sans importance. On peut, en effet, accepter comme telles les réactions colorantes indiquées par Lubarsch, la présence de lécithine, de glycogène, etc., sur lesquelles nous ne pouvons insister ici, mais qui ont été rencontrées dans bien d'autres néoplasmes. Il ne reste guère, en somme, pour caractériser les strumes malignes, que le fait primitivement signalé par Grawitz, de l'*abondance de la graisse* dans les éléments cellulaires; peut-être pourrait-on y joindre, avec Lubarsch, la tendance des tumeurs à faire irruption dans le système veineux. Mais le cancer légitime peut envahir les veines; l'épithélioma à cellules claires ne doit son nom qu'à la grande quantité de graisse intracellulaire qui est dissoute pendant l'inclusion et le montage des préparations; il apparaît de la sorte, finalement, que épithélioma à cellules claires et strume de Grawitz sont très voisins: c'est là un point dont nous avons pu nous rendre compte sur une photographie de strume qui provenait du laboratoire de Grawitz lui-même, grâce à l'obligeance de M. le professeur-agrégé Imbert.

II. — Epithéliomas

L'épithélioma du rein constitue la grande majorité des tumeurs connues sous le nom de cancer.

Ce sont des néoplasmes de volume variable et pouvant acquérir des dimensions excessives, tête d'adulte et plus. Ils se développent, soit dans la masse propre du rein, soit, et plus fréquemment, sur *l'un de ses pôles.* Ce détail n'est pas mentionné dans toutes les observations ; on conçoit, en effet, que lorsque la tumeur a acquis un très gros volume, repoussé et envahi de toute part la substance rénale, il soit à peu près impossible d'en indiquer le siège initial. Mais lorsqu'on considère une tumeur encore peu développée, comme cela arrive fréquemment après une néphrectomie, on voit que, la plupart du temps, elle est développée au niveau de l'une des extrémités. Ce détail n'est pas sans intérêt. Nous verrons plus loin, en effet, que ces néoplasmes ont été attribués au développement de noyaux de capsule surrénale inclus dans le rein ; or, la capsule recouvrant l'extrémité supérieure de l'organe, il semble que ce soit sur ce point que doivent se développer de préférence les cancers.

Au début, le néoplasme est nettement distinct du rein, et cela se voit bien sur des pièces chirurgicales ; il ne semble pas qu'il y ait une zone de transition ; la tumeur est nettement circonscrite par une capsule résistante, qui apparaît fibreuse au microscope et se continue sans distinction bien nette avec les lésions qu'Albarran a décrites sous le nom de néphrites périnéoplasiques.

Assez uniforme au début, le néoplasme se recouvre bientôt de bosselures, les unes grosses, les autres petites, les unes molles ou même liquides, les autres dures. Ce n'est que tardivement qu'il prend des adhérences avec les organes voisins : cependant, on a signalé depuis longtemps sa tendance marquée à envahir les veines et surtout la veine cave : lorsque la tumeur a acquis un certain volume, elle entoure cette dernière, soit par sa masse principale, soit par ses ganglions ; elle pousse même dans sa cavité des bourgeons cancéreux que l'on a vus remonter jusqu'à l'oreillette droite.

La coupe de ces tumeurs est blanche et grisâtre par places ;

mais, en majeure partie, elle présente une teinte foncée due à la présence d'une grande quantité de sang. Les bosselures molles sont quelquefois remplies d'un liquide très fortement coloré et qui n'est autre, ainsi que le démontre le microscope, que du sang presque pur plus ou moins altéré.

Tels sont, esquissés à grands traits, les caractères microscopiques des cancers du rein. Nous rappelons que nous devons comprendre sous cette dénomination clinique de cancer les néoplasmes distincts dont nous allons maintenant indiquer les caractères microscopiques et que l'on appelle épithéliomas cancroïdes, épithéliomas à cellules claires, angiosarcomes.

A. — Epithéliomas cancroïdes

Des trois espèces que nous venons de nommer, celle-ci se rapproche le plus nettement de la description classique des carcinomes. Des travées conjonctives nombreuses et entrecroisées limitent des alvéoles dans lesquelles sont accumulées des cellules d'apparence épithéliale, à gros noyau, à protoplasma foncé et fortement coloré. Il arrive même que l'on trouve, mais assez rarement, autour de la tumeur une zone d'envahissement semblable à celle des autres carcinomes et caractérisée par la présence de petits amas cellulaires émanés de la masse principale dont ils sont plus ou moins éloignés.

Comme la variété suivante, l'épithélioma cancroïde présente des cavités grandes et petites. Les grandes sont, d'habitude, remplies de sang, ainsi que nous l'avons vu ; les cellules cancéreuses qui les tapissent sont d'ordinaire disposées irrégulièrement et il apparaît avec évidence que la cavité est creusée artificiellement ; c'est une hémorragie qui s'est produite dans ce fragile tissu épithélial et qui, par sa pression excentrique, en a refoulé les éléments contre les parois de l'alvéole. Certaines coupes sont ainsi occupées en totalité presque par ces hémorragies.

Mais il existe d'autres cavités dans ces tumeurs : les unes paraissent limitées par un revêtement régulier ; leur contenu ne présente pas de structure distincte. Nous en donnerons les principaux caractères en étudiant la variété suivante, qui les présente plus fréquemment et avec plus de netteté. D'autres sont d'une interprétation plus facile. Ce sont des cavités tapissées d'endothélium et plus ou moins bourrées de cellules cancéreuses très facilement reconnaissables au milieu de globules sanguins qui leur sont parfois mélangés. Il s'agit évidemment de cavités vasculaires sanguines et lymphatiques envahies par la tumeur.

B.— Epithéliomas à cellules claires

Nous répétons que cette variété se rencontre parfois côte à côte avec la première ; il est donc certain qu'il n'y a pas entre elles de différence fondamentale. Cependant, ce mélange est loin d'être la règle et, le plus habituellement, on n'éprouve aucun embarras à catégoriser la tumeur examinée.

L'épithélioma à cellule claire présente la même limitation nette que la variété précédente. Comme celle-ci, elle est formée d'alvéoles circonscrites par des cloisons conjonctives. La caractéristique de ce genre de tumeurs est dans l'élément cellulaire qui possède un protoplasma clair et abondant avec un noyau plus petit et rejeté souvent vers la moitié la plus interne de la cellule, lorsque celle-ci fait partie d'un revêtement kystique. Cette apparence claire est due sans doute à la disparition de la graisse qui était contenue dans les cellules et s'est trouvée dissoute pendant la préparation.

Dans cette variété, on trouve, bien que plus rarement, des cavités artificielles creusées par un foyer hémorragique : on y voit encore des vaisseaux bourrés de cellules, mais on rencontre aussi de véritables kystes, tapissés par un revêtement épithélial unique, très net. Malgré que leur cavité soit assez souvent pleine de sang, la régularité de la disposition cellulaire montre bien que le kyste est indépendant de l'hémorragie. Ils sont traversés par de fines travées conjonctives, recouvertes aussi d'une seule assise épithéliale sur chacune de leurs faces ; suivant la direction de la coupe, ces travées peuvent figurer de simples papilles, mais il nous a paru qu'il existait bien dans ces kystes de véritables papilles complétant ainsi leur signification.

Habituellement, les kystes de ce genre sont faciles à reconnaître. Cependant, lorsqu'on examine avec attention des alvéoles qui paraissent pleines, on distingue sans trop de difficulté des régions dans lesquelles les cellules affectent la disposition convergente qui indique entre elles la présence de cavités virtuelles ; on peut donc supposer qu'il existe dans la masse pleine de la tumeur des cavités virtuelles qui, par leur développement ultérieur, pourront donner lieu à des kystes.

Nous avons insisté un peu sur ces productions kystiques à cause de leur intérêt et surtout parce qu'elles soulèvent un problème pathogénique que nous discuterons plus loin.

III. — Tumeurs dites angiosarcomes

Il arrive quelquefois qu'une tumeur du rein, tout en se rapprochant de la forme précédemment décrite, présente cependant quelques caractères différentiels assez importants. De Paoli, Driessen, Hildebrand, en ont constitué un groupe nouveau qu'ils ont décrit sous le nom d'angiosarcome. Il n'existe plus ici de stroma à proprement parler : les travées conjonctives que l'on trouve donnent naissance à une foule d'autres travées secondaires, qui délimitent une multitude de petites alvéoles renfermant un petit nombre de cellules ou quelquefois même un seul élément cellulaire. Ce qui frappe dans les cas publiés par de Paoli, c'est le nombre considérable de *vaisseaux* et surtout de *capillaires ;* autour d'eux, on voit peu de tissu conjonctif, mais presque immédiatement des assises cellulaires multiples, qui constituent ainsi, suivant l'expression de l'auteur, de véritables manteaux, des cylindres disposés autour des vaisseaux. Ces cylindres sont séparés les uns des autres par un tissu conjonctif lâche, souvent infiltré de globules rouges : leurs éléments sont volumineux, clairs, à contours précis, très semblables, en un mot, à ceux des épithéliomes à cellules claires. D'autres fois, au lieu de rencontrer cette disposition, on voit que la tumeur est constituée par un amas de grandes cellules claires, non groupées en alvéoles. Le tissu conjonctif du stroma, au lieu de former de fortes travées aisément reconnaissables comme dans les épithéliomes ordinaires, est comme disséminé en très fines cloisons que l'on a souvent de la peine à apercevoir, et, lorsqu'on y regarde avec attention, on voit bien que ce réseau délicat forme des mailles très fines dans chacune desquelles on trouve quelques cellules seulement, parfois une seule. En outre, les capillaires, toujours nombreux dans cette forme, sont répandus çà et là ; leur paroi, très mince, entre en contact immédiat des cellules néoplasiques. Ces tumeurs, en somme, ressemblent beaucoup aux épithéliomes à cellules claires que j'ai d'abord décrits ; elles s'en distinguent essentiellement par un fin réseau conjonctif, et aussi par les rapports intimes que les cellules affectent avec la lumière des vaisseaux.

Nous ferons remarquer, du reste, que nous avons dû schématiser beaucoup cette partie de notre description ; si l'on voulait, en effet, se rendre un compte exact de toutes ces variétés, il serait nécessaire de discuter chaque observation ; cela nous entraînerait trop loin de notre but, qui est précisément de présenter un cadre clair, forcément un peu inexact, parce que schématique, de toutes ces variétés.

Nous avons terminé l'étude anatomo-pathologique des tumeurs du rein chez l'adulte. Il est difficile de la synthétiser en quelques mots. Cependant, envisagées au point de vue spécial de leur comparaison avec les tumeurs de l'enfant, on voit que, à côté du tissu conjonctif, qu'on y rencontre comme dans toutes les tumeurs, elles renferment uniquement des cellules épithéliales, ou, si l'on veut, épithélioïdes. Celles d'entre elles qui s'éloignent au maximum de la structure épithéliale, les angiosarcomes, sont formées d'éléments dont la nature est très discutable, et qui se rapprochent incontestablement des cellules vraiment épithéliales.

En tout cas, nous n'avons pas trouvé d'éléments étrangers, pas de fibres musculaires lisses ou striées, pas d'éléments cartilagineux, pas de tissu graisseux. C'est, en ce moment, la seule notion que nous voulons conserver de cette étude un peu aride ; on verra combien nettement elle différencie les tumeurs de l'adulte de celles de l'enfant.

B. — Tumeurs du rein chez l'enfant

On dit encore, dans les traités classiques, que la forme anatomique dominante chez l'enfant est le *sarcome*. Mais la plupart des observations auxquelles on se réfère sont anciennes. C'est en 1894 seulement que Birch-Hirschfeld a établi son groupe de tumeurs mixtes ou *adénosarcomes*. Depuis que l'attention a été attirée sur ces faits, on a reconnu qu'il fallait y ranger la plupart des tumeurs de l'enfant. Il est possible que ces tumeurs, mixtes elles-mêmes, donnent lieu ultérieurement à des subdivisions. Nous n'en sommes pas encore arrivés à cette période, et l'œuvre des dernières années a été de réunir, au contraire, sous ce titre, les néoplasmes qne l'on avait décrits sous les dénominations les plus diverses : chondromyosarcomes, lypoleiomyosarcomes, rhabdomyomes, etc. En remontant, en effet, à quelques années en arrière, on retrouve facilement, parmi les examens publiés, un grand nombre de faits intéressants. Cette question étant encore peu connue, nous pensons qu'il y a intérêt à en donner un historique rapide.

La première observation de ce genre paraît avoir été publiée par Eberth, en 1872, dans les *Archives de Virchow*. Son court travail est relatif à une tumeur trouvée chez un enfant d'un an et dénommée *myoma sarcomatodes renis;* elle était formée en grande partie de fibres musculaires striées. Dès cette époque, Eberth avait pensé à un vice de développement.

En 1875, Cohnheim décrivit un double myosarcome congénital chez un enfant d'un an et demi ; il l'attribua à l'inclusion de fragments de la lame provertébrale. En 1877, Landwerger et Cohnheim décrivent encore, chez un enfant de sept mois, un myome bilatéral.

Puis les observations se multiplient ; elles sont dues à Weiget, Kocher, Ruber Boström, Brosin, Ribbert, qui publie un cas de chondromyosarcome chez un individu âgé de 18 ans.

En 1894, Birch-Hirschfeld, dans un travail publié en collaboration avec Döderlein (dans *Centralbl. f. die K d. Harn und ex organ*, 1894), montre que ces tumeurs doivent être réunies en un groupe spécial et leur donne le nom d'adénosarcomes.

Depuis, de nombreux travaux se sont fait jour, tous en

Allemagne, ceux de Manasse, Perthes, Vogler, Heincke, Birch-Hirschfeld. Enfin, plus récemment, à côté de la théorie primitive de Birch-Hirschfeld, se sont produites les idées de Grawitz, exprimées dans le travail de Busse, et celles de Wilms, défendues dans une bonne monographie.

Les tumeurs mixtes du rein que l'on rencontre chez l'enfant sont assez semblables, macroscopiquement, à de véritables cancers ; elles peuvent acquérir un volume énorme et détruire la substance rénale tout entière. Lorsqu'on les examine au début, ce qui est bien rare, il est aisé de constater en général qu'elles sont limitées du côté du rein par une capsule fibreuse. A leur surface, se présentent souvent des bosselures, molles généralement et renfermant quelquefois, comme les tumeurs de l'adulte, des noyaux hémorragiques plus ou moins abondants. A la coupe, cependant, elles présentent plutôt l'aspect sarcomateux ; au lieu d'être divisées par des travées fibreuses, elles forment une sorte de myome sans consistance, dans lequel le doigt pénètre avec la plus grande facilité.

Lorsqu'on les examine au microscope, on voit dans ces tumeurs surtout du tissu conjonctif et du tissu embryonnaire. C'est ce qui explique qu'on les ait jusqu'ici considérées comme des sarcomes. Il existe incontestablement, chez l'enfant comme chez l'adulte, des sarcomes globo et fuso-cellulaires ; mais il est certain que, dans bien des cas, lorsqu'on fait de nombreuses coupes de la tumeur, on y trouve d'autres tissus qui donnent, dès lors, au néoplasme une signification spéciale et permettent de le ranger dans la catégorie des *tumeurs mixtes* ou *adénosarcomes*.

Les formations épithéliales, plus ou moins nombreuses, plus ou moins complexes, apparaissent tantôt sous la forme de *kystes*, tantôt comme des cavités irrégulières ou tubulaires à revêtement épithélial cylindrique régulier. Mais le point intéressant de cette étude, c'est que, dans nombre de cas, elles sont immergées dans une masse de cellules rondes d'apparence embryonnaire, dont il est impossible de les isoler. On en trouvera de bons dessins dans le travail de Wilms (*Die Mischgeschwülste der Niere,* Leipzig 1899, 90 p.)

Quels sont les rapports respectifs de ces deux ordres de cellules, embryonnaires et épithéliales? Birch-Hirschfeld avait émis l'idée que les premières proviennent des secondes. M. Imbert croit plutôt avec Wilms que le processus est inverse ; ces cellules, d'apparence embryonnaire, le sont en réalité, au vrai sens du mot, c'est-à-dire qu'on ne doit pas les rattacher au tissu conjonctif. Si, en effet, on examine un corps de Wolff ou un rein définitif en voie de développement embryologique, on est frappé par une apparence très semblable à celle des tumeurs mixtes du rein ou du corps de Wolff; ces cellules rondes se sont donc transformées en éléments épithéliaux ; c'est de cette façon que, d'après Wilms, il faut comprendre les rapports qui existent entre les cellules embryonnaires et les formations glandulaires des tumeurs du rein. Comme l'a dit, en effet, Hertwig, la différenciation dans un blastème n'est que la révélation à nos yeux de la structure d'une masse cellulaire qui n'était demeurée confuse jusque-là que grâce à l'insuffisance de nos moyens d'exploration. Il ne s'agit donc pas d'une évolution pseudo-adénomateuse d'un sarcome à cellules rondes, comme on l'a dit, mais de la transformation normale d'éléments épithéliaux qui conservent encore une forme arrondie.

A côté de ces éléments fondamentaux, il y en a bien d'autres : *des fibres musculaires striées* d'abord, groupées en faisceaux ou disséminées dans les différentes régions de la tumeur ; elles forment souvent comme une capsule contractile autour d'un kyste.

Les *fibres musculaires lisses* sont encore plus fréquentes ; on les a rattachées soit à la capsule fibreuse, qui en contient normalement, soit aux vaisseaux ; or, si l'on réfléchit que capsule et bassinet sont généralement indépendants de la tumeur et que les cellules musculaires dans les néoplasmes sont loin d'être toujours périvasculaires, on en arrive à penser qu'il s'agit peut-être d'éléments anormalement inclus dans le rein, comme les fibres musculaires striées.

On a rencontré aussi dans ces tumeurs des *noyaux cartilagineux hyalins*, surtout dans les observations qui concernent des malades relativement âgés, 11 et 18 ans. Enfin, on y voit toujours du tissu conjonctif sous ses différentes formes, du tissu fasciculé, de la graisse, des fibres élastiques, du tissu muqueux.

Telles sont les notions que nous possédons actuellement sur l'anatomie pathologique des tumeurs du rein chez l'adulte et chez l'enfant. Bien qu'un peu confuses, elles nous permettent néanmoins d'affirmer qu'il s'agit, aux deux âges de la vie, de néoplasmes bien différents. Il faut, en effet, mettre de côté le sarcome vrai fuso et globo-cellulaire. Nous pensons qu'il peut se rencontrer aux deux époques et nous avons examiné avec M. Imbert une minuscule tumeur d'adulte qui était bien évidemment sarcomateuse ; mais nous estimons que les examens histologiques publiés jusqu'en ces dernières années ne sont pas suffisamment démonstratifs et qu'il y a lieu, par conséquent, de réserver la question de la fréquence du sarcome et de ses variétés chez l'enfant et chez l'adulte.

Mais si nous laissons de côté cette première variété douteuse, nous voyons que les tumeurs de l'adulte sont incontestablement caractérisées par un stroma conjonctif plus ou moins développé, au milieu duquel se sont multipliées des cellules épithéliales ou tout au moins épithéliformes. Chez l'enfant, il existe bien aussi du tissu épithélial, mais lorsqu'on l'y rencontre, il est disposé en figures rappelant les organes embryonnaires et ne paraît pas se rapprocher des angiosarcomes que nous avons vus chez l'adulte. En outre, et c'est là le fait principal, les tumeurs de l'enfant mixtes renferment, indépendamment du tissu épithélial, des cellules embryonnaires, du cartilage, des fibres musculaires lisses et striées, fait capital sur lequel convergent toutes les théories pathogéniques.

CHAPITRE VI

PATHOGÉNIE

Les théories émises sur les tumeurs du rein sont nombreuses ; elles se sont naturellement ressenties de la violente impulsion qui, dans ces dernières années, a dirigé les recherches sur la pathogénie des tumeurs en général. En raison cependant de leur but plus précis, elles ont pris une allure plus objective en quelque sorte.

L'idée dominante dans l'étude que nous allons poursuivre, est en somme celle de Cohnheim sur le rôle des inclusions fœtales dans la formation des tumeurs. Les autres notions pathogéniques ne paraissent pas avoir apporté un appoint spécial aux néoplasmes du rein. Les *blastomycètes* de San-Félice n'ont pas été, que nous sachions, trouvés dans ces organes ; quant à la théorie coccidienne, nous ne l'avons trouvée défendue que dans un travail de Manasse, qui prétend avoir rencontré dans certaines préparations des figures rappelant des coccidies. Nous n'insisterons donc pas davantage et nous passerons aux autres théories.

Pour les tumeurs de l'*adulte*, on a défendu successivement leur origine aux dépens :

a) de *germes aberrants de la capsule surrénale* ;
b) de *germes aberrants du rein* ;
c) de l'*épithélium rénal* ;
d) des *vaisseaux du rein* ;

tandis que les tumeurs de l'*enfant* ont été attribuées successivement :

> à des *germes aberrants du corps de Wolff;*
> à des *germes aberrants des premiers stades de développement ;*
> aux *éléments normaux du rein.*

Nous exposerons successivement ces diverses théories et discuterons leur légitimité à propos de chaque variété anatomique de tumeurs. Mais, dès à présent, nous demandons l'indulgence pour l'incertitude des conclusions que nous aurons à formuler le plus ordinairement.

Etudions d'abord les tumeurs de l'*adulte.*

I. — Tumeurs de l'adulte

A. Inclusion de germes aberrants de la capsule surrénale

C'est Grawitz qui, le premier, formula cette idée dans son Mémoire de 1883, que nous avons déjà signalé. Il trouva dans une tumeur une structure analogue à celle de la capsule surrénale , et défendit son idée par les arguments suivants: la situation profonde de la tumeur dans une région où l'on trouve quelquefois des noyaux aberrants de la capsule ; le contenu des cellules, qui renferment beaucoup de graisse ; l'encapsulement de la tumeur ; l'ordination des cellules en cordons analogues à ceux de la capsule ; la dégénérescence amyloïde des vaisseaux qui, dans quelques cas, se rencontre également dans la tumeur et dans la capsule. Tout cela, jusqu'à présent, ne s'applique qu'aux tumeurs primitivement décrites par Grawitz, les *strumes du rein.* Or, restreinte ainsi, la théorie de l'origine surrénale n'a rien que de très défendable. Il est incontestable, en effet, et c'est là un indispensable point de départ, que des noyaux de la capsule surrénale peuvent se trouver aberrants dans le rein. Grawitz, Ulrich, d'autres encore, en ont décrit et figuré des exemples qui paraissent indiscutables. Or, d'une part, il n'est point déraisonnable d'admettre que des fragments aberrants puissent proliférer, et, d'autre part, certains des arguments de Grawitz sont assez probants. Le fait le plus démonstratif, à notre avis, est celui que cet auteur a publié quelques années après son Mémoire initial : il présenta à la Société de médecine de Berlin une petite tumeur dont une partie présentait encore nettement les caractères de la capsule surrénale, tandis qu'une autre partie était transformée en strume. Enfin, dans diverses observations de strumes, on voit bien la disposition régulière des cellules, que nous considérons comme un des meilleurs arguments de Grawitz.

Il ne faut pas oublier encore que certaines tumeurs primitivement enveloppées dans la capsule surrénale, sont très semblables aux néoplasmes de Grawitz. Nous ne voulons pas ici discuter les autres arguments de cet auteur ; nous aurons l'occasion de le faire plus loin ; aussi-bien, conclurons-nous avec lui que les tumeurs qu'il a décrites reconnaissent une origine surrénale.

Le problème se complique lorsqu'on passe aux autres variétés que nous avons décrites, épithéliomas et angiosarcomes. Nous le discuterons simultanément pour ces diverses tumeurs : Grawitz les confond, en effet, ainsi qu'il résulte de ses travaux et des microphotographies que nous avons eu l'occasion d'examiner.

Les arguments fournis à l'appui de la théorie surrénale sont nombreux : ils ne sont pas tous également bons. Pour les cancers, comme pour les strumes, Grawitz attache une réelle importance à la situation primitivement profonde de la tumeur, à son encapsulement, à la disposition régulière des cellules, à la dégénérescence amyloïde. Il n'y a là rien de bien caractéristique, si l'on tient compte de ce fait que le caractère le plus frappant, l'ordination cellulaire, ne se rencontre guère dans les tumeurs que nous envisageons. Lubarsch, appuyant la théorie de Grawitz, formule des raisons plus subtiles : la propriété des corpuscules nucléaires à se différencier des noyaux par la méthode de coloration de Weigert; la structure du protoplasma cellulaire qui se rapproche des cellules de la capsule; la présence de cellules géantes dans les tumeurs de la capsule comme dans celles du rein; la formation du glycogène; l'absence de formes distinctes de transition entre les canalicules urinifères et les groupes cellulaires néoformés. Toutes ces raisons ne nous paraissent nullement convaincantes : la dernière, qui paraît le plus démonstrative, est en contradiction formelle avec ce fait que l'on a précisément trouvé des termes de transition et de passage entre les deux tissus (Albarran, etc.).

A côté de ces arguments qui nous paraissent secondaires, il en est d'autres, fournis également par Grawitz et par ses élèves, qui nous semblent de plus grande importance. Il est incontestable tout d'abord que les épithéliomas à cellules claires présentent quelque ressemblance avec certaines tumeurs de la capsule surrénale. En outre, leur tendance, que nous avons signalée, à envahir le système veineux les rapproche encore de ces dernières. Enfin, il est un autre caractère que Grawitz signale tout spécialement, c'est la présence de graisse dans les cellules. Le fait est indiscutable, mais n'a peut-être pas toute l'importance qui lui a été accordée; il n'est nullement démontré, en effet, que les cellules de la capsule surrénale soient normalement graisseuses. M. Léon Imbert a vu, dans le laboratoire de M. Vialleton, un certain nombre de préparations de capsules d'animaux où cette dégénérescence n'existait pas. Letulle, qui a spécialement étudié cette question, en est arrivé à conclure que la graisse ne se rencontre dans les capsules de l'homme qu'à l'état pathologique.

En outre, comme le fait remarquer M. L. Imbert, nombre de néoplasmes du rein présentent de la graisse qui ne sont pas bien certainement d'origine surrénale ; il suffit, pour s'en convaincre, de jeter un coup d'œil sur les dessins d'adénomes du rein qui se trouvent dans les publications de Sabourin.

On voit que les arguments ne manquent pas pour et contre la doctrine de Grawitz. Il est encore une question qui vient compliquer le problème. Nous avons vu, en effet, que les épithéliomas du rein renferment des cavités qui sont quelquefois de véritables kystes à revêtement épithélial régulier. Comme on ne peut guère supposer qu'un néoplasme à kystes se développe dans un tissu qui normalement ne renferme pas de cavités, les partisans de Grawitz ont cherché à prouver que la capsule surrénale est formée d'un ensemble de tubes juxtaposés. Manasse a soutenu cette conception : elle est en contradiction formelle avec les notions classiques, confirmées, du reste, par les travaux les plus récents (Vialleton. *Historique de la capsule surrénale, Montpellier-Médical*).

M. Léon Imbert a cherché à apporter à la solution du problème des données expérimentales ; il a greffé sur des reins de chien les capsules surrénales provenant de l'animal mis en expérience. Le résultat a été souvent négatif, mais il a pu obtenir de véritables greffes dans deux cas : une fois il s'est produit une dégénérescence graisseuse massive des cordons cellulaires capsulaires ; la figure ainsi obtenue était semblable non à une strume surrénale, mais à une autre variété de pseudolipomes décrite déjà par Ulrich. Dans un autre cas, la greffe s'est transformée en une cavité kystique, tapissée par un épithélium végétant rappelant l'épithélioma métatypique de Malassez. Ce fait paraît donc prouver qu'un organe capsulaire inclus dans un rein peut donner naissance à un kyste.

Il n'est pas possible de tirer de conclusions nettes de notions aussi discordantes et dont nous avons eu soin de mettre en lumière les contradictions. On peut dire, cependant, que si les arguments fournis par Grawitz n'ont pas abouti à la confirmation absolue de ses idées, ils permettent de les considérer comme très acceptables, surtout en ce qui concerne l'épithélioma à cellules claires.

B. Germes aberrants du rein

Albarran a décrit, en 1898, d'après ses préparations et celles de L. Imbert, des noyaux de substance rénale que l'on trouve quelquefois à côté de reins embryonnaires et qui sont comme noyés dans la zone qui constitue, à cette époque, la capsule du rein. Ces noyaux existent incontestablement ; ils renferment des tubes et même des glomérules et sont réunis à la masse du rein par un pédicule plus ou moins aminci. Il est à présumer qu'ils peuvent, eux aussi, devenir le point de départ de productions néoplasiques ; il semble, cependant, que ces tumeurs, de par leur origine même, devraient être extrarénales. Nous nous bornerons ici à mentionner l'opinion d'Albarran, qui en fait l'origine des adénomes tubulés du rein.

C. Provenance aux dépens de l'épithélium rénal

C'est la théorie la plus ancienne, la plus simple, celle aussi qui a le moins bénéficié des travaux entrepris dans ces dernières années ; que certains cancers du rein proviennent de l'épithélium rénal, le fait ne paraît guère douteux. On observe, en effet, quelquefois, des tumeurs, que l'on peut appeler *adéno-carcinomes*, dont une partie est adénomateuse et provient bien évidemment de l'épithélium des canalicules, tandis qu'une autre partie est franchement carcinomateuse ; il est tout naturel de penser que la seconde provient de la première. Il faut se souvenir aussi que les images de transition entre les tubes urinifères et les boyaux néoplasiques ont été vues par quelques auteurs, ainsi que nous l'avons déjà dit ; le fait a été surtout observé dans les épithéliomas carcinoïdes, mais on l'a vu encore dans des épithéliomas à cellules claires, et Albarran en a donné une figure bien démonstrative. Il nous paraît donc indiscutable que certains épithéliomas, soit carcinoïdes, soit à cellules claires, prennent leur point de départ dans l'épithélium rénal adulte.

D. Provenance aux dépens des vaisseaux

Nous avons peu de choses à ajouter à ce que nous avons déjà dit à propos des *angiosarcomes :* l'origine aux dépens des vaisseaux ne peut se discuter évidemment que pour cette variété. Nous en avons vu la caractéristique ou, pour mieux dire, les détails qui rendent cette origine vraisemblable. C'est, d'une part, la présence d'un stroma à la fois très riche, très délicat et très fin, et, d'autre part, les rapports intimes des éléments cellulaires néoplasiques avec la paroi des vaisseaux. Il faut convenir, en effet, que ces arguments ont une réelle importance. Nous ferons remarquer cependant que s'ils sont contraires à l'idée d'un carcinome typique, ils peuvent s'accorder avec l'origine surrénale ; et de fait, ainsi que nous l'avons dit, les tumeurs décrites sous le nom d'angiosarcomes par de Paoli en particulier, ont plus d'un point de ressemblance avec les strumes de Grawitz.

Manasse a décrit trois variétés de ces angiosarcomes suivant leur point de départ.

1° Les *angiosarcomes vrais*, nés aux dépens de la tunique adventice des vaisseaux ; le stroma est formé de travées conjonctives dans lesquelles on voit assez souvent une double série de noyaux endothéliaux qui revêtent leur origine vasculaire. Ces travées délimitent des alvéoles pleines de cellules qui s'adossent à la paroi des vaisseaux et se superposent en plusieurs couches ;

2° Les *endothéliomes sanguins*, dans lesquels on trouve des cavités revêtues de cellules en prolifération ; ces cavités s'ouvrent dans des conduits cylindriques sur lesquels l'endothélium s'aplatit et prend le caractère endothélial; on reconnaît qu'il s'agit bien de cavités veineuses, parce qu'elles sont pleines de sang, et aussi parce que l'on voit dans les environs de petites veines bien nettement reconnaissables et dans lesquelles l'endothélium commence à proliférer.

3° Les *endothéliomes lymphatiques* paraissent plus fréquents que les tumeurs de la variété précédente. Elles sont formées d'un stroma conjonctif circonscrivant des travées cellulaires délicatement réticulées d'ordinaire ; c'est même là, pour Manasse, le meilleur moyen de les reconnaître. Les vaisseaux lymphatiques encore reconnaissables que l'on y trouve, sont remplis de cellules néoplasiques ; mais leurs dilatations, leurs valvules, permettent de ne pas la méconnaître. Cet aspect peut se rencontrer aussi dans le carcinome avec envahissement lymphatique ; mais dans ce cas, la prolifération cellulaire n'a pas atteint l'endothélium, que l'on peut distinguer, refoulé contre la paroi du capillaire.

Telles sont les différentes origines qui ont été assignées aux tumeurs du rein chez l'adulte. Il est vraisemblable qu'elles renferment toutes une part de vérité. On voit, en somme, que ces tumeurs proviennent soit des éléments mêmes du rein, soit de la capsule surrénale. Il n'en est pas de même, on va le voir, pour les tumeurs de l'enfant.

II. — Tumeurs de l'enfant

L'origine de ces tumeurs est, en effet, très discutée ; on n'a guère présenté jusqu'à présent à leur sujet que trois théories ; il ne faut pas désespérer d'en voir apparaître un plus grand nombre.

Avant d'aborder l'étude des tumeurs mixtes du rein chez l'enfant, il est nécessaire de rappeler quelques notions *embryologiques*.

Lorsque les trois feuillets embryonnaires sont constitués, on voit, le long de la ligne médiane de l'embryon, trois paires de cuboïdes, qui sont les protovertèbres, lesquelles deviendront bientôt plus nombreuses ; en dehors d'elles, le feuillet moyen prend le nom de lame latérale.

Plus tard, la lame latérale se clive en deux feuillets, dont l'externe va s'accoler à l'ectoderme pour donner la somatopleure ; entre les deux, le cœlome. Ce clivage n'atteint pas la partie de la lame latérale la plus rapprochée de la ligne médiane, que l'on désigne sous le nom de lame moyenne. Il existe donc à ce moment, sur le corps de l'embryon, trois zones juxtaposées de dedans en dehors : la lame protovertébrale, la lame moyenne et la lame latérale clivée (il ne faut pas oublier que ces termes visent le feuillet moyen). Par suite de considérations que nous ne voulons pas discuter, on donne encore aux divers éléments de ces trois régions le nom de *myotomes* (lame protovertébrale), *néphrotomes* (lame moyenne) et *splanchnotomes* (lame latérale). Le feuillet moyen fournira donc, par le myotome, les fibres musculaires striées ; par le néphrotome, l'épithélium des organes génito-urinaires et par le splanchnotome, celui des séreuses. Donne-t-il aussi le tissu conjonctif? Depuis quelques années, on a de la tendance à penser que ce tissu se forme aux dépens d'un organe spécial, le mésenchyme formé lui-même de cellules isolées des divers feuillets s'insinuant dans leurs fentes et développant par leur prolifération les dérivés épithéliaux. Issu des segments primordiaux de l'ectoderme et de divers points du feuillet moyen, le mésenchyme fournirait tout le groupe si varié des substances conjonctives, y compris les fibres musculaires lisses. Il faut surtout retenir de ces faits que le myotome fournit primitivement les fibres musculaires striées, secondairement le cartilage (squelette axial) et des noyaux mésenchymateux destinés à donner à leur tour du tissu conjonctif et des cellules musculaires lisses.

Quelle est l'origine de ces tumeurs du rein chez l'enfant si différentes de celles qu'on rencontre chez l'adulte ? Il s'agit, sans doute, ainsi que le pense Eberth pour la première observation publiée, d'inclusion dans le rein de germes embryonnaires aberrants : germes du corps de Wolff, dit Birch-Hirschfeld; germes émanés des feuillets primitifs, dit Wilms. Il existe cependant une troisième théorie, défendue par Grawitz et d'après laquelle les tumeurs mixtes prendraient leur origine aux dépens des éléments normaux du rein : il ne serait donc pas nécessaire de faire intervenir l'aberrance d'un germe embryonnaire.

L'origine aux dépens des éléments normaux du rein a été défendue par Busse, élève de Grawitz, dans un travail paru en 1899 dans les *Archives de Virchow*. On trouve dans le rein normal tous les tissus qui entrent dans la constitution des tumeurs mixtes, sauf les fibres musculaires striées. Nous verrons plus loin comment Busse explique leur présence. Voici maintenant le principe même de la théorie. Les tumeurs mixtes prennent donc, pour Grawitz, leur point de départ dans les éléments normaux du rein. Mais il faut alors expliquer la présence des nombreux noyaux embryonnaires dont nous avons parlé. Cette présence se comprend si l'on veut bien se rappeler que les tumeurs mixtes peuvent être considérées comme ayant assez souvent une origine intra-utérine. Le néoplasme résulterait donc non pas d'une prolifération d'une région d'un rein adulte, mais de la prolifération désordonnée des éléments d'un rein qui conserve encore la structure embryonnaire. C'est ainsi que d'après M. L. Imbert, il faut comprendre la doctrine de Grawitz.

Reste à expliquer toujours la présence des fibres musculaires striées, qui ne contistuent pas un élément normal du rein. Tous les autres tissus s'y trouvent, en effet, depuis les dérivés les plus divers du tissu conjonctif, jusqu'aux éléments épithéliaux. Les fibres musculaires lisses se rencontrent aussi normalement dans le rein. On les y voit dans trois régions différentes : dans la capsule, dans le bassinet, autour des vaisseaux.

Cependant, quand on examine avec attention une tumeur mixte, on se rend bien compte que les fibres musculaires qu'on y trouve sont difficiles à rattacher à la capsule, au bassinet et aux vaisseaux. Bien des néoplasmes sont en plein tissu rénal, et il ne saurait être question de les rattacher ni à la capsule, ni au bassinet. Restent donc les vaisseaux. Mais il arrive souvent que les faisceaux musculaires lisses en paraissent absolument indépendants : c'est le cas pour une petite tumeur du rein que nous avons examinée avec M. L. Imbert et qui était essentiellement composée de tissu conjonctif et musculaire lisse. Si bien qu'à y regarder de près, on voit bien que l'origine des fibres musculaires lisses n'est pas aussi démontrée qu'on pourrait le croire à un examen superficiel. Admettons cependant que celles que l'on trouve dans les tumeurs proviennent des éléments normaux de l'organe ; reste à trouver encore l'origine des fibres musculaires striées. Elles dérivent des fibres lisses, dit Grawitz, par *métaplasie*, et il en donne pour preuves les raisons suivantes :

1° On trouve un très grand nombre de transitions entre les deux : le fait est certes incontestable. On peut seulement répondre que les formes mixtes ne sont autre chose que des fibres musculaires striées plus ou moins altérées ; rien ne prouve, en effet, qu'il s'agisse de véritables stades de transition.

2° Les fibres striées sont disposées dans les tumeurs, dit Busse, « *non pas comme des fibres somatiques, mais comme* » *les fibres lisses environnantes* », c'est-à-dire qu'elles ne sont pas en faisceaux, mais entre-croisées en différentes directions. Il semble qu'une inclusion de noyau aberrant pourrait aussi bien produire cette irrégularité.

3° On trouve, à l'état pathologique, des fibres striées là où l'on ne devrait trouver que des fibres lisses, dans le sarcome de la portion vaginale de l'utérus, par exemple.

4° On a trouvé à l'état physiologique des fibres striées produites par métaplasie en des points où normalement ne ne devraient se trouver que des fibres lisses ; dans l'utérus gravide, par exemple (Girode, Soc. de Biologie, 1893. *Nehrkom Wirchow. Archiv.*, n° 151, p. 52).

Ces deux derniers arguments ont une incontestable valeur. Il est à remarquer cependant que les fibres striées normales, trouvées ainsi, n'ont été vues que chez l'adulte. Il faut ajouter encore que l'embryologie nous montre le développement indépendant de fibres lisses et striées. Mais, dit Busse, bien que j'aie le plus grand respect pour l'embryologie, il faut reconnaître que ses vues sont un peu variables et que l'idée, aujourd'hui dominante, de l'origine séparée des deux tissus n'a pas un degré de persuasion suffisant.

Telle est la première théorie, elle a pour elle une simplicité relative; en outre, ainsi qu'on le verra plus loin, elle est la seule qui supporte la discussion ; elle mérite donc des égards.

La deuxième hypothèse est celle de Birch-Hirschfeld. Les rapports si étroits du corps de Wolff et du germe rénal, d'après cet auteur, permettent d'admettre la possibilité d'une inclusion durable de l'un dans l'autre ; un noyau du corps de Wolff demeurerait inclus dans le rein et, par sa prolifération, donnerait lieu à une tumeur. Les rapports entre les deux organes, étant plus intimes dans le sexe féminin, expliqueraient la plus grande fréquence de ces tumeurs chez les petites filles.

Tout cela n'est assurément qu'hypothèse pure. Il est certain, tout d'abord, comme l'ont bien prouvé nos statistiques, qu'il n'existe aucune prédominance du côté du sexe féminin. Des diverses conséquences de la théorie de Birch-Hirschfeld, la seule qu'on puisse vérifier se trouve ainsi fausse. Mais avant même de les discuter, il serait nécessaire que l'on nous démontrât l'existence de ces noyaux aberrants. Il faudrait ensuite démontrer encore que ces noyaux peuvent donner naissance à des tumeurs, et lorsque tous ces desiderata seraient réalisés, il resterait à nous expliquer comment peuvent se produire des fibres musculaires striées aux dépens d'un organe qui n'en renferme pas comme le corps de Wolff.

La troisième et dernière théorie est formulée par Wilms. Nous avons signalé dans les tumeurs du rein des amas de tissu embryonnaire au milieu duquel se rencontrent parfois des formations glandulaires. Wilms considère ce tissu comme des noyaux émanés de feuillets primitifs aux premiers stades de développement et inclus dans le rein. Mais il faut alors s'adresser à des régions bien différentes si l'on veut expliquer la présence de tous les tissus disparates : les fibres musculaires striées ne peuvent provenir que du myotome ; les divers tissus conjonctifs, du mésenchyme ; les formations glandulaires, du néphrotome. Et, comme tous les tissus sont infiniment mélangés, il faut admettre que les noyaux émanés ainsi des différents feuillets se sont fusionnés ensuite au point que leurs limites sont devenues absolument indistinctes.

Il est incontestable, cependant, que la théorie de Wilms explique facilement la présence des différents tissus dans le néoplasme ; elle est ingénieuse et élastique, trop peut-être, car elle pourrait se prêter à bien d'autres démonstrations. Son principal défaut est de se trouver absolument dépourvue de fondement.

En somme, parmi ces théories, nous nous rattacherons plus volontiers à celle de Grawitz en raison de sa simplicité et aussi des arguments qui ont été présentés en sa faveur.

L'anatomie pathologique nous avait montré de radicales différences dans la structure des tumeurs du rein chez l'enfant et chez l'adulte. La pathogénie encore bien obscure nous fournit des conclusions moins précises. Elle nous montre cependant que, chez l'adulte, hors les cas d'inclusion de capsule surrénale, les néoplasmes prennent leur point de départ dans les éléments normaux de l'organe. Chez l'enfant, au contraire, il faut faire intervenir un trouble primitif du développement. Il ne faut pas oublier, en effet, que la théorie de Gravitz pour les tumeurs mixtes suppose un rein encore très incomplètement développé et un territoire rénal demeurant en retard sur l'évolution du reste de l'organe ; c'est une sorte d'inclusion d'une région du rein dans le rein lui-même. Il faut reconnaître que les autres théories que nous avons exposées sans les adopter expliqueraient plus facilement la présence de fibres musculaires striées et même lisses.

Mais si l'on cherche à s'élever au-dessus de ces considérations objectives, on voit que,chez l'enfant comme chez l'adulte, les néoplasmes rénaux résultent surtout d'un vice de développement, d'une inclusion de tissus voisins. Pourquoi ces germes aberrants s'éveillent-ils si tardivement lorsqu'ils proviennent de la capsule surrénale, et d'une façon si terriblement précoce, au contraire, lorsqu'ils proviennent des autres organes? Il nous est encore impossible de répondre à cette question et l'on peut présumer que longtemps encore elle restera sans réponse.

CHAPITRE VII

CONCLUSIONS

Nous nous sommes efforcé, dans cette étude, de mettre en lumière les points de ressemblance comme aussi les différences qui distinguent les tumeurs de l'adulte de celles de l'enfant.

Les *ressemblances* sont nombreuses et bien connues, si bien que ces tumeurs du rein, aux deux âges que nous distinguons, sont décrites ordinairement dans une étude unique. La symptomatologie objective est, en effet, superposable en bien des points. Le rein est volumineux et grossit progressivement ; il donne lieu à des hématuries, et la maladie se termine par la mort, plus vite dans un cas que dans l'autre, beaucoup plus vite même. L'action chirurgicale est également désespérée dans les deux cas. La similitude du tableau clinique est frappante dans ses grandes lignes : il est cependant des points importants qui retiennent l'attention. L'hématurie est beaucoup plus rare chez l'enfant ; chez lui, l'évolution de la tumeur s'accompagne volontiers de fièvre ; chez lui encore, la gêne de la circulation profonde ne se traduit pas par le varicocèle symptomatique, mais par un réseau abdominal très développé. Comment n'être pas frappé, en outre, de l'âge même des petits malades? Les premières années de la vie sont surtout atteintes, si bien que, malgré tout, ces néoplasmes paraissent devoir être congénitaux. Est-ce bien un cancer pur qui pourrait se développer si précocement ? On en arrive alors à supposer par les seules déductions cliniques que, entre les tumeurs de l'enfant et celles de l'adulte, pourrait bien exister une *différence plus grande que celle qui sépare les sarcones des carcinomes,* productions que l'on trouve réalisées à l'âge adulte.

L'étude séméiologique ne peut nous faire connaître l'essence même de ces tumeurs. Nous nous trouvons amené à la chercher dans l'anatomie pathologique, et il faut voir dans ce problème la cause initiale des innombrables travaux qu'a suscités l'histologie des néoplasmes rénaux. On a d'abord étudié les tumeurs de l'adulte, on en a noté les variétés, catégorisé les formes, et nous avons pu aboutir à la classification que nous proposons. Elle n'est pas, certes, exempte de reproches : nous estimons, cependant, qu'elle tient un compte suffisant des recherches effectuées de divers côtés. Ces recherches ont montré que le cancer du rein, chez l'adulte, se rapprochait sensiblement des autres cancers par l'apparence épithéliale de son tissu. Et lorsque, quelques anneés plus tard, un courant nouveau de recherches s'est porté sur les tumeurs du rein de l'enfant, on a vu que la structure en était bien différente : ici, l'élément épithélial, toujours très important au point de vue doctrinal, est rejeté au second plan au point de vue objectif ; il se trouve, au voisinage du tissu musculaire, des éléments conjonctifs, du cartilage, etc... La signification de ces tumeurs en est profondément modifiée. Nous ne prétendons pas que chacune des formes histologiques soit rencontrée exclusivement à l'âge correspondant ; mais il nous paraît incontestable que la prédominance en soit très marquée. Lorsque la structure de ces tumeurs a été connue, avant même, pourrait-on dire, les théories pathologiques ont commencé à se faire jour : on ne peut nier qu'elles n'aient quelque peu éclairé pour nous la question des tumeurs du rein. Mais ces recherches nouvelles en sont encore à leur début : ce n'est qu'au jour de leur achèvement que nous pourrons vraiment connaître la nature de ces néoplasmes. Il est à craindre que ce jour ne soit éloigné ; mais il ne nous a pas paru inutile de dresser à l'heure actuelle le bilan de nos connaissances à ce sujet.

BIBLIOGRAPHIE

ALBARRAN. — Art. *Tumeur du rein, in* Tr. Ch. de Le Dentu et Delbet.

— *In* Traité des maladies de l'enfance.

— Adénomes et épithéliomes du rein. *Ann. gén. Ur.*, 1877. p. 243.

AMBROSIUS. — *Beitr. zur Lehre von den Nierengeschwulste.* Th. Morbourg, 1891.

ASKANAZY. — Die bösartige Geschwulste. *Ziegler's Beitr*, 1891, p. 440.

BAZY. — Soc. chir. 1897-1898.

BELLATI. — *Arch. prov. chir.*, 1896, p. 219.

BÉNEKE. — Zur Lekre von der versprenggung. *Ziegler's Beitr.* 1893, t. XIV, p. 33.

BÉRARD. — *Lyon médical,* 1894-1895.

BIGOT. — Th. Lille, 1898.

BIRCH-HIRSCHFELD et DÖDERLEIN. — *Centralbl. f. die k. Harn und Sexorgane*, 1894.

— Beitr. zur pathol. Anat. der. Nierengeschwulste. *Ziegler's Beitr*, 1898, t. XXIV, p. 243.

BRENU. — Th. Nancy, 1897.

BRAULT. — *Arch. gén. de méd.*, 1898.

BRUN. — *Presse médic.*, 1898.

BUSSE. — Ueber Ban. Entwickelung. *Wirchow's Arch.*, 1899.

CARLIER. — *Echo médical du Nord*, 1897, et 2e Congrès d'Urologie, 1897.

CHEVALIER. — Th. de Paris, 1891,

CHIPAULT. — *Presse médicale*, 6 mai 1899.

Cornetti. — *Riforma medicæ*, mai 1898.

Denaclara. — Th. Lyon, 1899.

Depage. — Soc. belge de chir., 1898-1899.

Driessen. — Untersuchungen über glycogenreiche Endoth. *Ziegler's Beitr.*, 1892, t. XII.

Dumont. — Th. Paris, 1889.

Eberth. — *Virchow's Archiv.*, t. LX, p. 518.

Fürst. — Congrès des médecins et naturalistes allemands, 1898.

Gasti. — *Virchow's Archiv.*, 1896.

Giordano. — *Ann. des mal. des org. génit. ur.*, 1892, p. 584.

Grawitz. — *Arch. f. Klin. chir.*, t. XXX, p. 824.

— *Berlin klin.*, 1884, p. 740.

— *Ibidem,* id. p. 332.

— Die sogenannte Lipome des Niere. *Virchow's Arch.*, 1883, t. XCIII.

Guillet. — Th. Paris, 1888.

Guyon. — *Ann. des mal. des org. génit. ur.*, depuis 1888.

— Leçons cliniques.

Hauser. — Th. Paris 1898.

Hildelband. — *Arch. f. Klin. chir.*, 1894, n° 47, p. 225.

— *Arch. f. Klin. chir.*, 1894, n° 48, p. 343.

Horn. — Beitrag zur. Histogenese. *Virchow's Arch.*, 1891, t. CXXXI, p. 191.

Imbert (Léon). — Congrès d'Urologie, 1899.

— *Montp.-Méd.*, 1900.

— Th. Montp., 1898.

Israel. — *Arch. f. Klin. chir.*, 1894, p. 302.

Jordan. — *Beitr. f. Klin. chir.*, 1895, p. 587.

Kelly. — On hypernephromas of the kidney. *Philadelphia med. J.*, 1898, p. 223.

Kélynack. — Renal growths. Londres 1898.

Klebs. — Handb. d. path. Anat., t. I, p, 616.

Lancereaux. — *Union méd.*, 1890, p. 289.

Le Dentu. — Aff. chir. des reins.

Legueu. — *Presse méd.*, 1895. Société d'Urologie, 1897.

— *Ann. gén.-ur.*, 1897.

LETULLE. — Note sur la dégén. graisseuse de la capsule surrénale. Soc. anat., 1899, p. 264.

LUBARSCH.—Beitrag. zur Histologie. *Virchow's Arch.*, 1894, t. CXXXVI, p. 149.

MANASSE. — Zur Histologie und Histogenese. *Virchow's Arch.*, t. CXLII, p. 164 ; t. CXLIII, p. 278 ; t. CXLV, p. 113.

MARIE. — Soc. anat, 1899.

MINERVINI. — *Clinica chirurgica*, 1897.

MORESTIN. — Soc. anat., 1898.

MUHLMANN — *Virchow's Arch.* Bd. 446, p. 365.

OLLIER. — Congr. chir., 1896.

PAOLI (de). — Beitrag. zur kenntniss. *Ziegler's Beitr.*, 1890, p. 140.

PATINO LUNA. — Th. Paris, 1884.

PERTHES. — *Deutsch Zeit. f. Chir.*, 1895, p. 201.

QUÉNU. — Soc. chir., 1890.

REYER. — Traité des maladies du rein, 1841.

RIEFFEL. — *Revue gén. de clinique*, 1893.

ROWING. — *Arch. f. Klin. chirur.*, 1895.

SABOURIN. — Divers articles *in Arch. de physiol.*, 1882, et *Rev. de méd.*, 1884 et 1885.

STRUBING. — *D. arch. f. Klin. med.*, Bd, 43.

SUDECK. — *Virchow's Archiv.*, Bd. 133-136.

TAYLOR. — *Ann. gén.-ur*, 1888.

TUFFIER. — *Gaz. méd.*, 1898.

— Art. *Traité de chir.* Duplay et Reclus.

ULRICH. — Anat. Untergesuchungen. *Ziegler's Beitr*, 1895, p. 589.

WILLIAM. — *Lancet*, 1897.

WILMS. — *Die Hischgeschwulste der Niere. Leipzig.*, 1899.

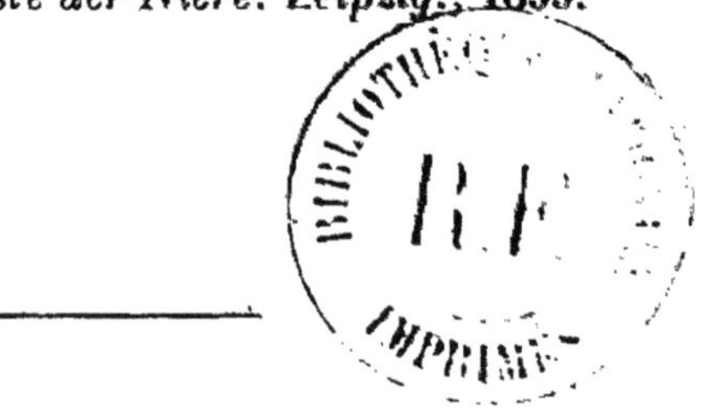

SERMENT

En présence des Maîtres de cette École, de mes chers condisciples, et devant l'effigie d'Hippocrate, je promets et je jure, au nom de l'Être suprême, d'être fidèle aux lois de l'honneur et de la probité dans l'exercice de la Médecine. Je donnerai mes soins gratuits à l'indigent, et n'exigerai jamais un salaire au-dessus de mon travail. Admis dans l'intérieur des maisons, mes yeux ne verront pas ce qui s'y passe ; ma langue taira les secrets qui me seront confiés, et mon état ne servira pas à corrompre les mœurs ni à favoriser le crime. Respectueux et reconnaissant envers mes Maîtres, je rendrai à leurs enfants l'instruction que j'ai reçue de leurs pères.

Que les hommes m'accordent leur estime si je suis fidèle à mes promesses ! Que je sois couvert d'opprobre et méprisé de mes confrères si j'y manque !

www.ingramcontent.com/pod-product-compliance
Ingram Content Group UK Ltd.
Pitfield, Milton Keynes, MK11 3LW, UK
UKHW020328250726
13967UKWH00004B/1919